仙人と妄想デートする　目次

仙人と妄想デートする——看護の現象学と自由の哲学

カバー写真　神山明「経験と世界の交わり」（二〇〇〇年）
撮影　末正真礼生

序論　実践のプラットフォームについて

看護師は自由をつくる

看護実践は無数の多様さへと開かれている。看護師の個性だけでなく、さまざまな疾患に応じて、さまざまな病棟文化に応じて、個々の患者や家族の個性や文脈に応じて、一つとして同じ実践はないであろう。本書では精神科と助産、訪問看護を中心に、保護室での拘束から死産された子どものケアにいたるさまざまな実践の場面を取り上げるが、さらに無数に多様な場面があるのは間違いない。

しかしこの本質的な多様さと並行して、看護の実践がうまくいくときにはある共通点があるように思える。ひとことで言うと看護師は自由の作り方を教えてくれる。さらに言うと看護師たちは、患者や家族、他の医療者とともに、自らの自由な実践の土台となるプラットフォームを自発的に生み出している。そしてこの実践のプラットフォームは大まかには、

- 状況への応答の仕方
- 対人関係の持ち方
- 具体的な実践のスタイル

という三つの側面から考えることができそうだ。

医療の世界には、技術的、法的、倫理的といったさまざまな仕方で外から課せられる規範がある。しかし外からの規範とは別に、看護師たちは自らの行為がそれに則っているプラットフォームを自主的に創りだすのである。[1] それゆえにこそ看護実践は厳しい規範に従いつつも自由を獲得する。このプラットフォームにはいくつかの基本的な特徴があり、それを本書では描いていくことになる。最終的には、これが共同性、自由、主体化、創造性、楽しさといった価値の創設に関わってゆくことになる。それゆえに本書は「自由の哲学」を副題にもつ。

この実践のプラットフォームは意識されていることもあるが、まったく意識されていないこともある。意識されていたとしても明文化されることはない暗黙のものである。(外から押し付けられるわけではないので)ルールというよりはロジックというべきであろうか。しかしロジックとは言っても固定したものではない。状況に応じてフレキシブルに変化するゆるやかな実践のロジックである。そのような土台として「プラットフォーム」という言葉は選ばれている。

オルタナティブなルールとして

看護師あるいはあらゆる実践者は、自らの行為のルールを自ら作ってゆく。このとき大事なのは、〈自発的に〉ということである。[2] これを言い換えると、外から課されたお仕着せの規範ではないということである。このことが先鋭化するのは、厳しい束縛が課せられる精神科病院においてである。患者を制限するさまざまな規則に抗する形で千原さんや高木さんは自由を可能にするプラットフォームを生み出そうとする(第三、四章)。

もちろん看護師は医療制度や職場の規則に従って実践をしている。法律のような大きな制度から、病棟で決められた規則、技術のマニュアルあるいは明文化されていない病棟文化のようなものまでさまざまな規範のなかで看護師は実践を行っている。これらさまざまな外的規範が無視されることはない。この点は強調しておかないといけないところであろう。看護師は反体制運動家ではないし、外からの規範は、自発的なプラットフォームが生み出されるためにも必要なものであると思われる。[3] たしかに規範と

(1) メルロ＝ポンティの「制度化／創設(institution)」概念がこの部分を説明する。個別の出来事や行為がそこにおいて成立する母胎、それ自体は背景に退きつつある一貫した行為を導き出す母胎となる構造のことをメルロ＝ポンティは制度化と呼んで、芸術、政治、歴史や性などの領域の基盤に見出した。「制度論講義」(一九五四―一九五五年)から引用する。「制度とは一連の出来事を可能にするものであり、歴史性である。原理的な出来事性である」(Merleau-Ponty. 2003. 44)、「強い意味での制度とは、このような象徴的な母胎であり、それが諸次元に従った領域、未来が開かれるということをもたらし、そこから共有された冒険あるいは意識としての歴史の可能性が開かれる」(ibid., 45)。実はメルロ＝ポンティの institution を「制度化」と訳してしまうと、規範との混同が生じやすくなるので本当は良くない。むしろプラットフォームと訳したほうが適切であるように感じる。

(2) このような規範からずれたところで行為の基盤を作り出すという試みは、フランスのラボルド病院でウリやガタリが制度論的精神療法の名のもとに試みたものでもある(ここでも制度 institution は規範的な組織 établissement からのずれとして考えられている)。彼らは統合失調症患者の治療論として、このような自発的なグループ実践の可能性を確保することを重視し、これを「横断性」と名付けている。「横断性とは、集団の無意識的主体の場所であり、主体を基礎づける客観的な法の彼方であり、集団の欲望の支えである」(Guattari 1972 [2003], 84)(横断性概念については、山森 2015 参照)。

(3) この点は、制度論的精神療法のジャン・ウリが反精神医学を批判した理由でもある。自由と創造性を保証するためには規範的な枠組みも必要なのである(Oury 1980)。

プラットフォームが対立的に働くように見える場面もあるが、そのような場合でも外的規範に根ざす形で自発的なプラットフォームが形成されている。

このような外から課される規範を踏まえながらもそれとは別のところで、看護師は自らの実践の拠り所としているプラットフォームを作り出す。そして自発的に自らのプラットフォームを作り出すことができるときに、その実践は生き生きとしたものになり、かつ患者にとってもより良いものとなるようだ。もしも外からの規範だけに従って仕事を行ってもそれは機械的なルーティンワークあるいは暴力的な束縛であり意味のあるものにならない。個々の患者、個々の家族、個々の状況、そのつどのチームは異なるのであり、全く同じ出来事は二度と起きない以上、実践もそれに合わせて新たに組み立てられてゆくのだ。しかし創造的な実践は場当たり的でやみくもなものであるわけではなく、プラットフォームの継続性がある。

もう一つの特徴は、規範が前もって出来上がっているのに対し、プラットフォームは実践の展開にともなってその軌跡として残るということである。プラットフォームはあらかじめ出来上がっているわけではなく、いつのまにか形成されつつ実践の事後にのみ確認できる。

その具体例についてこれから見てゆくことになるのだが、まずこの段階で言えることは、外からの規範と、医療チームの動きのなかで内在的に作られるプラットフォームのせめぎ合いのなかで具体的なそれぞれの実践が成立するということであり、そのつどの実践ごとにプラットフォームもだんだんと組み替えられてゆくという可変性である。つまりプラットフォームとは規範からの〈ずれの運動〉であり、可変的でフレキシブルな運動である。「規範とは別のルール」という意味において実践のプラットフォームはオルタナティブなルールなのである。

状況へと応答する行為のための土台として

多くの医療実践は、切迫した状況のもとで行われる。死が間近に迫り、苦痛に襲われ、家族が翻弄され、大きな葛藤が生まれる。真の実践がルーティンワークではないのは、そのつど特異性を持つ葛藤に満ちた状況、あるいは不条理な状況に対してはルーティンワークでは対処しきれないからだ。看護師の実践が不可避的に創造的であるというのは、むしろ状況の困難によって与えられた試練ゆえになのである（私にとっての看護実践の魅力はそこにある）。しかし実践の枠となるプラットフォームを形成できないと、新たな困難には対応できない。状況と実践の対話を可能にする橋渡しをするのが実践のプラットフォームである。プラットフォームは解き難い矛盾や葛藤の只中に住まう行為の土台をなすのだ。それゆえに本書は看護の現象学であると同時に行為の哲学でもある。

ローカルな構造として

すでに言及した通り実践はそのつど異なる状況のなかで行われる。個人の多様さと人間関係の複雑さを考えたときに、マニュアル化された規範では届かない部分が数多くあることは自明であろう。実践がよって立つプラットフォームは、それゆえゆるやかには枠組みを持ちつつもそのつど変化していくような流動的な構造となっているのである。それゆえこの構造は、そのつど個別的なものであることになる。外的な規範のいくつかはあらかじめ明文化され一般化されているのに対し、実践のプラットフォームはつねにその場その場のローカルな構造として生成する。言い換えるとそれぞれの現場は、自らのプラットフォームを産出しないといけないということである。

ここに本書のもつ方法上の逆説もある。プラットフォームは事例ごとに異なるのであり一般化できない。しかし本書はある一般構造を描き出そうともしているのである。本書で描き出すいくつかのプラットフォームはそれぞれが唯一的なものであり、他の場面へと応用できるとは限らない。しかし同時に他の実践と共鳴しあうことで緩やかな一般性も持つのである。個別と普遍のあいだで一見したところ矛盾があるのであるが、その点については方法論について論じた第九章で考えたい。

もう一つの逆説は、本文で提示する個別の事例は、今論じているプラットフォームの見取り図とは異なるさまざまな実践上の個性を持ち、しかもその部分にこそ魅力があることである。つまりプラットフォームに乗ることで、実践はさらにそのつど個別的なものとして際立ってくる。実践が特異的になるための基盤としてこのプラットフォームの連続性がある。

共同性

プラットフォームは少なくとも二重の仕方で対人関係の問いを含みこむ。まず、看護実践はそもそも患者や家族への気遣いを出発点とする。どのように患者から触発され、患者に対して構えを取るのか、一様ではないが対人関係の構造の根本が問われることになる。対人関係はまさにケアとはなにかという問いの出発点として、プラットフォームの背景に横たわっている。とりわけ第Ⅱ部でこの問いに取り組んでいく。妄想に閉じこもる精神病患者や、植物状態で意識がない人とどのようにコミュニケーションを取るのかという場面で問いが先鋭化するのである。

二つ目にこの実践のプラットフォームはさまざまな水準で共同的なものである。患者の主体化と看護師の主体化は手に手をとって進む。患者だけの行為、看護師だけの行為というものはない。患者の行為と家族関係は切り離すことができない。あるいは医療者はつねにチームで動いている。たとえ一人で訪問看護を行っていても、看護師は患者と家族とともに実践を組み立て、さらに背後には訪問看護ステーションのチームやケアマネとの連携がある。さらにあらゆる実践は、その職場で行われていた過去の実践を引き継いでいる。誰もが先輩たちが作り上げてきた病棟文化を引き受けている（習慣と規範、そしてプラットフォームとを区別する必要があるが）。もちろん文化的社会的な影響もある。とするならば、何重にも共同性が堆積していることになる。プラットフォームの分析は、さまざまな層の共同性の解明でもある（西村 2014）。

自由と創造性、楽しむこと

実践のプラットフォームは人間が人間らしさを保つための不可欠の契機である。というのは、自由、創造性、主体、楽しむこと[(4)]といったものを実現するための仕組みだからである。人は自らの欲望に従って、個々の状況に応答した個別の行為を実現し、それによって主体化し楽しむことを得る。精神病で生活を奪われるなかでいかに楽しさを確保するのか、あるいは好きだったことを楽しみながら死んでゆくことができるのかと言った場面でこの問いが際立ってくる。このとき行為は状況に応じて新たに創造的に作られるものであり、状況と規範による制限にもかかわらず、制限に対する隙間を作るという点で自由なのだ。この自由を開くという点でもプラットフォームは制限を含む規範とは対立する。主体・楽しむこと・創造性・自由はひとまとまりの概念のセットであり、それが成り立つためには実践のプラットフォーム

（4）「楽しむこと・享楽・享受（jouissance）」という言葉はレヴィナスとラカンから借りた（Lévinas 1961[1990] Lacan 2005）。「楽しさ」という点ではあらゆる人間の行為にはそれ自体の楽しさが含まれるという点を見て取ったレヴィナスに近いが、享楽が人間の主体化の基盤としての位置を持つという論点はラカンのものである。

フォームが必要となるのである。本書は自由・創造性・楽しむことを素朴ではあるが乗り越えがたい価値として肯定することになる。

結局のところ、ここでは人が自分自身の唯一性を獲得するプロセス、他の人や他の状況と区別される個別化、そして状況に応答して楽しみを確保し行為主体となる主体化それぞれのありようがからみ合って問われているのである。このような視点をとったとき、看護とは〈制度のなかで自由を作り出す試み〉とも定義できる。そしてこの自由の創出はたいていはチームでそして患者や家族とともに行われる[5]。私たちの社会が規範的な制度でがんじがらめになっている以上、規範のなかで自由を、享楽をうみだす看護の力は生の一つの指針となりうるであろう。

本書は二重の組み立てをもっている。構造上の区分で三部構成をとっているが、同時にもう一つの分け方がある。隠れた構成は臨床の舞台からの区分である。章の区分を図示すると次のようになる。

舞台による区分　一／二〜五／六〜八／九
主題による区分　一〜三／四〜六／七〜八／九

舞台をめぐる隠れた構成では、まず第一章でプラットフォームの基本構造を示したあと、第二〜五章で精神科が舞台となり、第六章から八章までさまざまな分野でのターミナルケアが舞台となる。第五章と第八章では極限の事例が扱われるためにここに議論の山がある。

それと並行してテーマの上からの三部構成がある。

第Ｉ部　ローカルでオルタナティブなプラットフォーム――規範や制限からの自由をつくる

まず第Ｉ部では、プラットフォームがいかなるものかを見るとともに、抑圧的に働く社会的通念や規範、制限から逃れるために必要なものとして働く様子を捉える。第一章の助産師辰野さんは現場が先入見に囚われるときに、状況に対して誠実に応答するための実践の可能性を探る。辰野さんの語りの分析からプラットフォームの存在に気づくことになったのでこの章を冒頭に置く。第二章では精神科医療における束縛とプラットフォームの関係を、病院の壁や鍵といった物理的な側面から考察する。第三章の精神科看護師の千原さんは、高度ケア病棟の保護室で制限と規範が可視的に現実化するときに、あえて患者の快適さを確保する実践を試みようとする。

第Ⅱ部　プラットフォームの作り方と対人関係

次に、プラットフォームがどのように生まれるのかを観察する。プラットフォームは、基礎となる患者との関わり方の構えの上に出来上がる。第四章の精神科看護師の高木さんは長期入院患者に焦点を当て、重度の精神障害者と「情のある」関係を作る試みと、そこでの患者と看護師との共同体を再構築する方法論を語る。第五章の室山さんは、ACTと呼ばれる地域で暮らす重度の精神障がい者をケアする組織に所属する。病院の壁はないが、コミュニケーションが困難で生活の自立もできていない重度の統合失調症の患者とコンタクトを取り、その生活を支えるネットワークを彼女は作る。第六章では、患者への気遣いの極限値であると思われる、西村ユミによる植物状態の患者のケアと川口有美子によるALS患者のケアの記録を分析する。第Ⅱ部のどの事例も極限の対人関係から実践を組み立てるプロセスが

(5)　フィンランド発の精神医療プログラムであるオープン・ダイアログはおそらくこの自由を作り出すことを制度のなかに組み込み、自由の産出を保証することに最大限の注意を払った方法である（Seikkula & Arnkil, 2014）。

語られる。

第Ⅲ部　看取りと享楽のプラットフォーム――看護実践における楽しむことの問い

最後に、看取りにおいてプラットフォームがどのように形成されるのかを考えてゆきたい。近づく死はそこで実践が不可能になる極点であり、死をめぐる実践においてプラットフォームの問いも先鋭化する。死が迫ることで、プラットフォームがもともと欲望や楽しむことをめぐって成立していたということも浮かび上がってくる。七章では訪問看護師三木さんの語りを分析し、在宅の看取りにおいて作られるネットワークを家族と楽しむことの重要性から描き出す。八章では助産師野崎さんの語りを通して死産した子どものケアという極限値を論じて論を閉じる。

付論（第九章）　方法論について――現象とはリアリティのことである

最後の第九章では方法論について論じる。質的研究が現象学を方法論として使うことの意味はなにか、個別事象の分析がいかにして（かっこつきの）「普遍的な」妥当性を確保するのか、そもそも現象とは何か、これらの問いを「事象のリアリティをいかにつかみとるか」という根本の問いから考えてゆきたい。

本書は大阪大学大学院人間科学研究科社会系倫理委員会およびフィールドワーク先病院の研究倫理審査委員会の審査を受け承認されたインタビューおよび参与観察研究に基づくものである。インタビューは二〇一二年から二〇一五年にかけてお願いしたものである。なお個人情報の保護のためにお名前は変更し、一部記述を変更している。インタビューと参与観察にご協力いただいた方のみならず、今までご協力頂いた看護師・助産師の皆様には心からの感謝をお伝えしたい。そして原稿の完成にあたっては大阪大学人間科学研究科大学院の戸田千枝さん、人間科学部の中島美樹さんにお世話になった。また臨床実践の現象学会およびその研究会の参加者の皆さんから多くを学んでいる。なお本書の元になった研究は文部科学省科学研究費補助金の援助を受けている。

前著に続き神山明の作品で表紙を飾ることができた。写真の使用をお許し下さった神山眞理さんに御礼申し上げる。

早春の北摂にて

＊＊＊

初出一覧（それぞれ改題および大幅な改稿を行っている）

序論　書きおろし

第一章「ローカルでオルタナティブなプラットフォーム　助産師Eさんと現象学的倫理学」（『現代思想』二〇一三年八月）

第二章　書きおろし

第三章　書きおろし

第四章「精神看護における接遇についての一考案　看護師へのインタビューに基づく現象学的な質的

研究」（『大阪大学大学院人間科学研究科紀要』四一号、二〇一五年）
第五章　「仙人と妄想デートする　ACTによる重度の精神障害者への在宅支援と反転された精神病理学」（『現代思想』二〇一五年五月）
第六章　「潜在的な視線触発と超越論的テレパシー　初期西村ユミのポテンシャル」（『看護研究』四四巻一号、二〇〇一年二月）+「重力と水　ALS介護におけるゆっくりとしたコミュニケーション」（日本質的心理学会研究会（於　キャンパスプラザ京都）、口頭発表、二〇一一年）
第七章　「この世界に災害とか起きたり何もなくなったときに、私の手だけ」（科学研究費補助金「ケアの現象学的研究　方法と実践」研究会、口頭発表、二〇一四年）
第八章　「子供の死における想像上の過去　助産師Bさんの語りから」（『精神医学と哲学の出会い　脳と心の精神病理』、中山剛史・延原幸弘編著、玉川大学出版部、二〇一三年）
第九章　「現象学的な質的研究の方法論」（『看護研究』四八巻六号、二〇一五年一〇月）

第Ⅰ部　ローカルでオルタナティブなプラットフォーム

――規範や制限からの自由をつくる

第一章　社会通念から外れたところで実践のプラットフォームを作る
——助産師辰野さん

本章の目的は実践のプラットフォームの基本的な仕組みを具体例から描き出すことにある。いわば二つ目の序論であるが新たな論点として、状況にそぐわない規範に対抗する形でプラットフォームが自由をもたらすことを示したい。まず分析するのはある助産師さんとのインタビューだが、助産の実践の特徴というよりも、辰野さんが主婦だったころから助産師として働くに至るまでの行動に一貫した筋書きを負うことに主眼がある。

社会的な状況は常に複雑である。状況のなかに投げ入れられている人間はたしかに行為によって応答し、苦境を克服することで自由を手に入れる、というふうに言うことはできるであろう（Sartre 1943）。しかしこの状況から行為へというプロセスは一筋縄ですむものではない。新たな行為を生み出すことを迫る状況とは、つねにその当事者にとっては葛藤に満ちたものであるからである。行為を迫る状況は、知による分節の力を超える。状況には知が届かない部分があり、そもそも仮に葛藤を認識できたところで克服にはならず、行為という形で応答を組み立てる必要がある。状況に応じた主体の生成は、認識する主体であるより前に行為する主体という形をとるのだ。

状況の複雑さと流動性は、そのつど適切で新たな行為の組み立てを要請する。それゆえ辰野さんは、医療の制度や教育が状況にそぐわない場合、無用な規範として実践の妨げになると感じている。それゆえ規範からの自由としての実践の組み立てがここでの一貫したテーマとなる。

助産師辰野さんは、父親の介護をきっかけに看護学校に入学したのちに、看護大学に編入して助産師になり数年の臨床を経験している。すでに子育てを経験したあとに看護と助産を学んでいること、そしてもともと臨床家になろうと思ったわけではないのに看護学校に入学したことが、あとで見るように実践にも影響している。状況に促されて行為を組み立てるうちに、辰野さんは助産師という実践家になってゆく。本章では彼女のライフヒストリーを貫く論理を実践のプラットフォームとして描いてゆきたい。

1　状況の焦点をとらえそこねる医療

インタビューの一見関係のない三つの場面で、〈あえて当事者の立場に立つ〉という同じ枠組みが見られる。これは辰野さん自身には気が付かれることなく見出されることから、この視点の取り方がそもそも彼女の実践の構えのなかに書き込まれているものであることがわかる。これは状況に応答するときの主体の態度の取り方でありスタイルである。

まずは助産師になる前に辰野さん自身が経験した父親の介護での医療に対する不満である。

辰野さん　それまでふつうに専業主婦でなんにもしてなくて家にいたんですけど。父親が病気になったのがきっかけで看護学校に行ったんですけど、〔…〕植物状態になっちゃったので、それでなんか分かんなくて、父親のことがまったく知識がなかったので。で、なんかあんまり植物状態の患者さんのことって、やっぱり看護婦さんとか、お医者さんもあんまり語り、家族と語りたくないのか、あんまり話してくれることもなかった。じゃ、自分で勉強すれば良いやと思ったのがきっかけで看護学校行ったんで。

あんまり父親の病院が遠かったので。毎日病院に、最初は行っていたんですけど、毎日もう行ききれないんで、それだったらなんか違うこととして過ごしているよりは看護学校に自分が入って勉強しているほうが、まだ少し行ったとき、なんかしてあげられるとか、分かると思って行き始めたんで、まったく看護師になるつもりはなくって看護学校に三年間行ったんですよ。(一頁、以下引用にあたっては逐語録の頁数を示す。逐語録は非公開の資料であるが、引用部分は公開の許可を頂いている)

患者の家族に対して医師や看護師が「家族と語りたくないのか、あんまり話してくれることもなかった」という不信感が、「看護師になるつもりは」ないのに看護学校に入学して勉強しようという大きな決意の元になっている。辰野さんはケアが、患者である父と家族である辰野さんを中心に行われていないと感じていたのである。(1)「家族と語りたくない」という言葉遣いには、言葉を尽くして理解を得るという努力が断たれてしまったかのようなニュアンスが込められている。細かく見てゆこう。

出発点は「植物状態になっちゃったので、〔…〕なんか分かんなくて」「父親のことがまったく知識が

(1) ただしメールでの私信によると自ら医療者になった現在は、当時の医師の気持ちを察して「話しづらかった」のだろうなとも思うそうだ。

なかったので」である。思考可能性の可能性を超えてしまい、状況に穴が開いてしまうのである。

状況の穴に対する応答は単に知的な理解の獲得ではない（辰野さんが看護学校に学んだように、知的な理解も重要であるが、それは行為の組み立てを補助する手段としてである）。認識だけではなく行為の組み立てが問題になる。ここでも「看護学校に行った」という行為として語られる。知の欠損は、状況の水準においては行為論として取り組まれるのである。「なんかしてあげられるとか、分かる」、つまり父の陥った植物状態という状況に対して知識を持ち、対処となる行為が組み立てられることを願って、辰野さんは看護学校に入学している。

このときのことについてこれ以上は語られなかったのだが、状況の穴に対して感じた違和感が、子育て中の専業主婦だった辰野さんを看護学校入学へ駆り立てるほどの強い動機付けとなっているうえに、その後の実践のなかにも同じパターンが登場することから大きな意味を持つことがわかる。父の看病に行くことを断念してまでも、（そして看護師になるつもりもないのに）看護学校に通い始めついには看護師になるというのは、特徴的な行動の組み立てである。

状況が「分からなくて」という知の欠如は、医師が「話してくれることもなかった」という、説明の不在についての語りへと接続する。状況の焦点となるはずの本来の当事者たる患者の家族が無視されることに、彼女は違和感を持つ。当事者を支えるはずの医療者は、状況に対処するための知を提供すべきだと感じている。状況に空いた穴に注意を向けられること（注意）、説明できること（知）、何かしてあげられること（行為）、この三つが組み合わさった時にのみ、ケアが成立するし、このことが極めて重要であると彼女は考えているのである。正確には、意識して考えているわけですらなく、そのように行動してしまっている。つまりこの状況の穴を塞ごうとする衝迫が何か辰野さんの行為を準備するプラットフォームのようなものを形成している。状況と行為のプラットフォームとのせめぎあいは、「～ですけど」「～ので」という言葉が、状況からの促しのなかで行為を生成することを示すなかに表現されている。看護師になるつもりはなかったのに看護師になるという奇妙な選択は、一見すると医療に対する不信感という感情の問題に由来するように見えたとしても、実は感情を超えた問題である。というのは、ある状況にあいた穴をふさぐ知と行動の組み立てという構造上の側面から、辰野さんは行為を作り出すからだ。感情はそのプロセスの痕跡にすぎない。この構造こそ本書が実践のプラットフォームと呼ぶものである。その点が次に明らかになる。

2　状況の焦点をとらえそこねる教育

つぎの場面は看護学校での助産教育への違和感である。

辰野さん　ただ、たぶん母性の、看護学校のときの母性の看護実習のときのケアが、自分が経験したお産とか、自分が母親になったときにいろいろ経験した感覚と看護学校の先生がこう。あの、こういうふうに指導、ケアしなさいって言ったのが、なんかすごいずれている気がして。ほかの病気よりも一番、なんかずれている気がしたのがすごい気になって、自分はなんか違うって思ったんで。じゃあ。もともと赤ちゃんが好きだったっていうのもあったんですけど、あんまり深く。（一頁）

辰野さんは植物状態になった父の介護について学ぶために看護学校に入学した。ところが全く異なる分野である助産師になっている。その理由は看護学校での母性実習の指導に違和感を持ったことにある。自分の出産経験と照らして「なんかすごいずれている」「なんか違う」と思ったのである。出産に際しては妊産婦が状況の焦点になっているはずなのに、焦点が引き受けられていないことが問題になる。状況に応答しきれていない教員の先入見が新たな状況として辰野さんを触発している。「なんか」は状況に対する違和感の場所を示している。

違和感を持ったために、辰野さんは行為を可能にする知を手に入れようとする。助産について学ぶために、今度は看護大学に編入するのである。またしてもそのつもりはなかったのに、(本来の目的から離れて）違和感を持った分野の「知」を手に入れ、そしてその分野で「活動」することになる。

辰野さん　なんか、「母乳が絶対良いから母乳を勧めなさい」とか、そういうに言われたけど、自分が母親になったとき、そんないっぱいいっぱいで、たまには休みたいっていう気持ちもあったり、そんなにどうして。こう、母親だからこうっていうふうな母乳なんだとか、そういう感覚。先生がもうそういう。そういうふうに「なんでケア、言わないの?」って言われたときに、「え、だってお母さんだって休みたいし、お母さんだってたまにはおっぱいあげないときがあっても良いじゃん」ってちょっと思ったりとか、その辺が先生とちょっとやり取りで、私はそうは思わないっていうところのやり取りが、先生とちょっとぶつかったりしたところがあって。そこが一番。

他のたぶん領域だと患者さんのためっていうか、患者さん中心って今もいう。そこが本当にそうか分からないですけど、そういう感じだけど、母性の場合は赤ちゃんがいるので、お母さんよりも赤ちゃんのため。お母さんなんだからっていうのがすごいあるのが、ちょっと気になったんですよね。

（二一頁）

自分が出産したときに「いっぱいいっぱい」「大変」で「いろいろな気持ち」「休みたいという気持ち」があった。つまり当事者として心身に大きなストレスを抱えているのに、母性実習での指導は「なんかお母さん通り越して赤ちゃんに行っちゃっている」。「お母さん」が状況の葛藤の焦点であるはずなのに無視されている。

お母さんの「気持ち」とは、状況に由来する葛藤やストレス、つまり対応すべき焦点を示すという状況をめぐる構造上の問題なのだ。つまり、「気持ち」は一見すると感情のことだが、実は異なる側面を持つ。「いろいろな」という修飾語で示された、状況の複雑さと葛藤に焦点がある。状況には解きほぐせない穴があり、これが母親の「いろんな気持ち」を産むと同時に、この葛藤が無視されるときに辰野さんに「ずれがあった気がする」と違和感を生む。そして「そういう感覚」「そういう感じ」という言葉が、母性実習が押し付けるイデオロギーに使われる。「そういう」という表現は引用で五回登場するが、すべて同じ事象を指している。〈焦点がずれている押し付けがましい指導〉のことをまとめて名指しているのだ。こうして母親の「いろんな気持ち」と母性実習の「そういう感じ」、さらに辰野さんの「違和感」という「気がする」とが対比される。言い換えると、プラットフォームとは、状況にそぐわないイデオロギーに対抗する装置でもある。

本当は当事者であるはずの重要人物が医療によって無視されていることが「すごい気になって」いる。辰野さんは状況の力学が収斂する焦点と葛藤に対する感受性が鋭いようだ。辰野さんは、状況の焦点に注目しサポート（＝行為の組み立て）をしようとする。そもそも私自身、状況による触発が収斂する特定の焦点があるということを、そしてこれが行為の産出を促すことを、辰野さんの語りから学んだ。

状況には焦点がある。ということは応答する必要があるということでもあり、行為にはある種の必然性があるということでもあろう。同時に状況の葛藤は思考を超えたものであり、対応する行為はそれゆえに新たな行為の創造でもある。つまりすでに決められたことを行うのではなく行為は焦点づけられることで必然性を持ちつつ、自由で創造的なものとなる。解きほぐし難い状況の乱麻を断つ行為は、〈必然的でありながら創造的な行為〉の姿を取る。

この状況の力学とその焦点への感受性が、辰野さんの行為のプラットフォームになっている。そしてこの辰野さんのプラットフォームは、医療制度の内側で働きつつも、不当なイデオロギーと化した規範に対抗し、正しいと思われる行為の組み立てを要請する。つまり辰野さんが則っているプラットフォームは、抑圧的な規範とは異なる〈オルタナティブなプラットフォーム〉である。辰野さんは実践者としての自らの基盤を自ら産出しながら実践しているのである。〈必然的でありながら創造的な行為〉とは、自らの行為のプラットフォームを産出することでもある。〈必然的でありながら創造的〉という逆接表現の意味はここにかかわる。土台は必然性を持って生まれるが、そこで実際に展開される具体的な行為はそのつど新たに見つけるものなのだ。この創造的な行為はそのつど異なる状況に対して生み出される新たなものであるがゆえに創造的なのだが、同時にこれは辰野さんのプラットフォームに則っている。つまりその意味では反復である。

そしてここでは助産「学」という〈知〉の構成が関わっている。焦点に注意することに失敗しているのは知なのであり、行為のプラットフォームとして思考の基盤となる知が要請されるのだ。最初の引用で「知識がなくて」と表現され、先の引用では看護学として登場した知とは、状況を分節し、焦点を中心として行動を組み立てるための知識であるべきだと辰野さんは感じている。適切な行為の潜在的地平が「知識」である。そして「赤ちゃんのことだけ考えてもケアにならないかな」というように状況の焦点から注意が外れたとき、医療という知の制度は暴力的に働くのであり、状況の焦点にフォーカスされた思考を支える知で対抗する必要があると辰野さんは感じている。

このとき、辰野さんは、すでに子育てをした経験から、出産する母親の視点に身をおいている。当事者への感情移入を媒介として状況に関わっているという間接性においては、自分自身が当事者だったかつての父親の介護の場面に比べて身を引いている。今回は焦点からの距離がある分だけ専門家としての知に基づいた介入が可能になっている。医療から無視された当事者であった当時は、状況の焦点であるにもかかわらず自分自身が巻きこまれていたために、そして知を持たなかったために自分からは状況へと介入しづらかった（このときの辰野さんは看護学校に通うという間接的な対抗措置をとった。状況に即して行為を組み立てるために、必要な知と距離を手に入れようとしたのだ）。そして看護学校の母性実習の場面では、辰野さん自身が状況の焦点ではないだけでなく、知と技術を持った周囲の人間となりつつあることで、状況へと介入が可能になりつつある（学生であるのでまだ潜在的なものにとどまっているが、しかし未来への可能性が開かれている）。

ここからもう一つの知見が得られる。状況による触発が、ある個人に収斂したとき、この個人が状況へと対処して行為を編成することは独力では難しい。むしろこの状況に知という距離を持って参加している周囲の人間からの働きかけが必要となる。主体化は他力となる。行為主体は、状況の焦点に位置する当事者と、その周囲にいる人たちとの共同作業として形成される。

3　状況の焦点をとらえることで主体化する

さて、先の二つの場面は否定的な経験の描写であったが、三番目は助産師となった辰野さん自身の助産実践の場面でのポジティブな経験である。

辰野さんは、自分で取り上げた赤ちゃんはとりわけかわいいと言う。取り上げた赤ちゃんは全員、お母さんの許可をもらって写真を残すほどである。とはいえ、「印象に残っている人とそうでない人っていうのが、やっぱりいる」（一四頁）。どんなときに印象に残っているのかと尋ねた答えが次の通りである。

辰野さん　あの、若い子は気になります。若年の子。

村上　ほお。

辰野さん　若年の子は。でも、向こうはそうでもないんです。若年の子って、そうでもないんですけど。若い子が来て、なんか、本当にこの子大丈夫かなみたいな子とか来ると、もう気になるんですよ。すごく。で、なんか結構あいさつもろくにできないような、しないような、母子手帳も受付でポンと投げて行っちゃうような子とか、ちょっとみんなの評判悪いんだけど、でも、なんか、結構話をすると、ちょっと話、ちゃんと、まあ、ぶっきらぼうだけど、話が、気になるもんで、「こうしなきゃ駄目だよ、こうだよ」って結構言ったりすると、向こうも、「ええ」とか言いながら、こう。で、そのなかでいる間、こう、ちょっと、ちょっとふつうの上の妊婦さんとは違う、どうしても親的っぽくなっちゃうかもしれないんですけど、そういうふうにかかわっていた子って、なんか気になるし。で、生まれたときには、赤ちゃん連れてきたときには「あいさつできるようになった、この子」みたいなのとか、ああ、すごいうれしかったりとか、ちょっと変わったんだとかも思ったりとかもするし、なんか、そういう若い子とか、結構問題ある人も来るんですね、うちの病院。だから、そういう子は気になるし、それ以外にあと…。なんだろう。（一四頁）

第二節の引用の「違和感」に続いて、今回の引用でも「気になる」という言葉が状況の焦点を指し示す言葉として意味をもつ。「若い子は気になります」というように、実は赤ちゃんが印象に残っているのではなく、お母さんの方が印象に残っている。今度は医療者が妊婦を無視をしているわけではない。そうではなく当事者であるはずの妊婦自身が、「向こうはそうでもないんです」とその自覚を持っていない状態にあるときに、辰野さんは「本当にこの子大丈夫かな」と「気になる」。状況の力学の焦点がきちっと本人によって背負われていないときに「気になる」。

辰野さんが状況と行為のずれを感じ取るポイントでは、「ちょっと」という単語がよく使われるようだ。実は一つ前の引用でも「先生とちょっとぶつかって」と四回「ちょっと」と言われたのが、状況の焦点・知・行為がかみあわないポイントについてであった。「ちょっと」気になるのだが、実は「ちょっと」ではないのだ。状況の重心は担われなければならない。そうしないと収まりの良い形では対応する行為ができない。そのためには妊婦が行為主体となる必要があるのだ。辰野さんは「親的になっちゃう」というとき、妊婦が主体になることを目指しているのである。

「母子手帳も受付でポンと投げて行っちゃうような子とか、ちょっとみんなの評判悪いんだけど、でも、なんか、結構話をすると、ちょっと話、ちゃんと、まあ、ぶっきらぼうだけど、話が、気になるもんで、こうしなきゃ駄目だよ、こうだよって結構言ったりすると、向こうも、ええとか言いながら、こう」。このあいまいな語りは、一見すると、自覚を持っていないように見える妊婦も、潜在的な能力を持っているということを言おうとしている。「話が、気になるもんで」という仕方で暗示されるように、「気になる」ことを語るという仕方で、若い子は状況と問題点を言語化しているのだから、若い母親にも潜在的には状況を担う力と自覚の可能性を持っている、と辰野さんは感じ取っている。それゆえにしっかり話を聞けば辰野さんのアドバイスを受容することにもなる。「結構〔若い子と〕話をすると」とは、この状況を引き受ける潜在的な能力を顕在化させるために、状況の焦点を明らかにしてゆくことである。

　プラットフォームは助産師の側の問題だけではなく、妊婦もまたその可能性を持つようなものなのである。あらゆる行為主体の背後にそれぞれ固有の仕方でプラットフォームがあり、相互に関わりあうなかで共同作業が成立する。ただしここでは辰野さんも妊婦も自らのプラットフォームに気づくわけではない。知らないままに作り出すというしかたで機能するのである。

　それなので、妊婦のときには「あいさつもろくにできないような」子が、出産の後に「赤ちゃん連れてきたときにはあいさつできるようになった、この子、みたいなのとか、ああ、すごいうれしかったり」するのだ。つまり状況の焦点を引き受けていなかった若い妊婦が、引き受けるのである。そして潜在的な能力が発現したことを喜ぶのである。妊婦が状況に直面して主体化すると「うれしい」という。「うれしい」は状況を引き受けることに関わるので、さきほどの状況が引き受けられないことへの「気になる」と対照的である。

　「あいさつ」は相手とつながろうとする意思の表明であり、複数の人間が参加する状況への参入を肯定することである。行為が共同作業で成り立つとすると、あいさつは行為の潜在能力が現実化しつつあることを示すのである。とすると若い妊婦があいさつできるようになることは、些細ではあるが、状況の主体となることにともなう変化をよく示している。

この場面で辰野さんは「何かにこう関わ」ろうとする。状況を背負って妊婦が行為主体となるのをアシストする周囲の人になろうとする。この立場を「親的」と呼ぶのだ。これは先程試みた「ケア」の定義と同じである。辰野さんにとってケアとは、当事者が主体となることを手伝う行為である。すなわち状況の焦点にいる当事者が、能力を発現して状況を担うときに、これを辰野さんは側面的にサポートするのである。その意味では妊婦個人が行為主体となるだけでなく、妊婦と辰野さんが二人で共同でひとつの行為主体を形成している。

この引用で「気になる」のは「若年の子」で「母子手帳も受付でポンと投げて行っちゃうような子」であった。このとき辰野さんは「親的」になる。つまり、ここでは当事者と自分とを同一視するのではなく、妊婦の「親」の視点に身をおくという距離を持った「気になる」である。第二節の看護学校での実習の場面に比べても、さらに一段、状況の焦点からの距離がある。実習では、辰野さん自らが妊婦と同一化していた。現在の「親的」という言葉は「ケアする」ことと同じものであった。ということはこの距離はケアという介入可能性の拡大と連動している。「親的」になるとき、小言を言っているように一見するとみえるが、辰野さんは当事者の主体化を助ける人として、状況への介入に成功しているのである。当事者の位置からケアする人の位置へと視点をずらしている。

4　〈ローカルでオルタナティブな行為のプラットフォーム〉と〈必然的であるが創造的な行為〉

明示的にせよ暗黙のうちにせよ、社会規範は人間に対してつねにあらかじめ与えられている。そしてすでに作動してしまっているという仕方で人間の行為を規定する。問題はしばしばそのような規範は束縛し抑圧的に働くということである。あるいは辰野さんの語りで見たように、社会規範が状況の力学とずれたときに、規範に則っている人間の行為が、当事者の欲望の実現を妨げてしまう場合がある。

つまり一方でそのなかに人間が投げ入れられている複雑な状況があり、他方で既存の社会規範があらかじめ行為を規定している。たとえば辰野さんの場合では、妊婦が直面している家庭の状況があり、かつ母性教育で「良い」とされている規範がある。それぞれ個別の状況のなかで要請される行為の組み立ては、既成の規範に対して齟齬をもたらす場合がある。辰野さんの場合は、焦点がずれているのが「気になる」という形で、この齟齬が意識されていた。状況に対して応答しなければいけないのだが、この行為はルーティンから外れて新たに作らないといけない。つまり〈状況に忠実かつ創造的な行為〉が要請される。

その場合、ある状況のなかで望ましい行為を実現するためには、そこで適切な行為が成り立つ〈オルタナティブな行為のプラットフォーム〉を、（そのつど知らず知らずのうちに自らの背景として）産出する必要がある。いいかえると行為の背景では、多様な文脈が矛盾をはらみつつせめぎ合っている。この文脈のからみあいのなかでの生存を目指して行為を組み立てるためには、そのつど行為のプラットフォームもまた作り出す必要があるのだ。そしてこの「そのつど」性は、プラットフォームが個別的でローカルなものであることを示している。

このプラットフォームが〈ローカル〉であるというのは、そのつどの状況に応じた行為を、当事者が自分に合わせて新たに形成しなくてはいけないからであり、つねに単独のものだからである（チームでの集合的な行為もあるであろうが、そのチームも単独である）。

〈オルタナティブ〉というのは、既存の社会規範とは少し異なるオルタナティブな背景を形成するからである。行為の産出は、行為がそこで展開する場の産出をともなう。これはメルロ＝ポンティやガタリが「制度」と呼んだものの一面と重なる[2]。これは規範を批判したり、正当性の判断を下したりするためではなく、与えられた状況のなかで生き残るための基盤を探すことに関わる。

ただし、この〈ローカルでオルタナティブなプラットフォーム〉は、辰野さんにおいて助産学の知識が関係するように、文化的社会的に伝統を背負った制度を前提としている。とはいえそのつど異なる状況に対して、行為とともにそのつど産出されるのであるから、あらかじめ「これこれの制度がオルタナティブなものとなりうる」と指定することはできない。そんなことをしてしまったら、別の抑圧的な規範をすり替えてしまうだけであろう。とすると、現象学がプラットフォームを発見するのは、つねに（それぞれの看護師が）本人も意図せずに自ずと産出したあとからである。すでに産出されたものをあとから事後的に発見するという仕方でしか現象学は関われない。

（2）『制度論講義』から引用する。「制度とは一連の出来事を可能にするものであり、歴史性である。原理的な出来事性である」(Merleau-Ponty, 2003, 44)、「強い意味での制度とは、このような象徴的なマトリクスであり、それが初次元に従った領域、未来が開かれるということをもたらし、そこから共有された冒険あるいは意識としての歴史の可能性が開かれる」(ibid., 45)。

実践のプラットフォームは行為者の目にも隠れている。誰であれ、自分の行為がどのような時空間構造に則っているのかを見通すことは容易ではない。つまり多くの場合当事者にとっても隠れている。いわば、〈ローカルなプラットフォーム〉は、行為者の無意識である。[3] 本人の意識とは関わりのない仕方で、意識し得ないような仕方で形成されつつ、行為を導くような、そのような構造である。この〈ローカルでオルタナティブなプラットフォーム〉は、行為主体自身からは隠れて目につかないが、これがなくては、状況に応じた行為の産出が不可能であるような不可欠の要素でもある。

〈ローカルでオルタナティブなプラットフォーム〉と、既存の社会規範とのあいだの関係は、そのつど異なる。辰野さんの事例の場合は、医療規範のなかで活動しながらも規範を批判しそれに対抗する形でこのプラットフォームが形成されるが、対立的にはならない場合も、浸透し合う場合もあるし、対立しても何らかの妥協をしながら形成されることもある。両者の関係は、個別の実践においては最重要の問題となるが、そのつど異なるので一般的な解答は存在しない。

第二～四章では、精神科病院を舞台に、明示的な規範や制限に対抗してどのように患者の主体性を守るのかに注力した実践について考える。規範による束縛が強く働く状況で、実践のプラットフォームはその機能を明確にするであろう。

(3) サルトルはフロイトの無意識概念を批判したが(Sartre 1943, 630)、これは行為の基盤として無意識を捉えることができなかったからである。むしろラカン以後の精神分析の動向へと、本論の議論は結びつく。あるいはメルロ＝ポンティは『知覚の現象学』のなかで、のちに「制度」と呼ぶことになる「行為の仕方」について、「無意識でも意識でもない」と語っている(Merleau-Ponty 1945, 436-437)。しかしこれは無意識を、暗黙の自己知の貯蔵庫のようにみなしているからである。まさに行為のプラットフォームは眼の前に広がっているのに意識されないのであり、フロイトの無意識とは異なる仕方で無意識なのである。

第二章　精神科病院の見える壁と見えない壁

1　見える壁

イデオロギーなき収容

前章では善意にもかかわらず抑圧的なイデオロギーとして働く制度へと対抗する仕方で、看護師が自らの実践のプラットフォームと実践を同時に産出した。第二章ではそもそも束縛や制限を目的として作られた精神科病院を舞台として、そのなかで患者の自由を確保しようとする看護実践をとらえてゆく。入院患者の自由を取り出そうとする実践がとりも直さず、看護師自身にとっても自由な実践のプラットフォームの創造を意味するのである。精神科病院で働く看護師さんの語りを分析する前に、私が延べ二年ほどのあいだにわたって精神科病院でフィールドワークを行った印象を少しだけ記しておきたい。

ある街の郊外に人工的に壁を作って人を収容する、そのようなことは歴史のなかで繰り返されてきた。ハンセン病の隔離、ユダヤ人ゲットーそして強制収容所、そして精神科病院である。例えば私の父が死んだ老人病棟は八王子の郊外の単科の精神科病院のなかに作られたものであった。山並みが見える高尾駅から車で明治御陵を抜けて二〇分ほどの緑の広がる丘陵地帯には、他にも同じような精神科病院が散在した。私がフィールドワークを行った病院も関西のある都市の中心部から電車を乗り継いで三〇分ほど入った郊外にあった。

高度経済成長期に精神障害者を一〇〇〇床規模の大規模な施設に収容する国策が勧められた（同時期に、西欧では脱病院の流れが始まっている）（立岩 2013）。もちろん収容それ自体は悪であるとしても、そのような収容施設が作られた瞬間にはそれを必要とする政治的な力が働いているであろう。政治のシステムのなかに、収容施設は位置づけられるし、政治体制に応じて収容の仕組みも変化することはフーコーも示したところである。ところが、もしもそのような政治的な必要すらなくなっても施設が存在し続けているとしたらその施設はどのような存在意義を持つのか、そのような奇妙な問いが日本の精神科病院においてはなりたつ。

日本では一九八三年の宇都宮病院と一九九三年の大和川病院で患者が暴力によって死亡する事件が起こることでようやく処遇改善の動きが国をあげて具体化する（しかし同様の事件は二〇一五年現在でも起き続けている）。そのあとも先進国のなかで群を抜いて多い長期入院患者の退院を目指す動きが具体化するのはようやく二〇〇〇年を越えてからである。暴力と収容に対する対応が、バブル経済の終焉と合わせて起きていることは興味深い。高度経済成長期が完全に過去のものとなり社会が別の仕組みを模索する段階で、ようやく精神科医療は制度的な改革の時期を迎えたのである。そもそも入院治療は大きな財政負担を伴うわけであり、その意味でも推進する理由はなくなっている。患者にとって長期入院が望ましいものではないだけでなく、社会的・政治経済的文脈からも必要が薄れている。収容を正当化するイデオロギーがもはや存在しないなかの収容なのである。

たしかに今現在急ピッチで地域化の動きが起こり、通所デイケア、訪問看護、グループホームといった制度が整えられつつあり、成果を上げている。他方で、いまだ精神科病院には社会的入院と呼ばれる人々、すなわち支援さえ整えば地域で暮らせるはずなのに受け手がない、支援を見つけられない、本人が希望しないといった理由で病院にとどまり続ける人が多数存在する。あと一〇年、二〇年したら彼らも寿命を迎え、長期入院患者は自然消滅するのかもしれない。そしてもしも今すぐ、患者を退院させたとしたら病院経営が立ち行かなくなるため、厚生労働省もラディカルな施策は取らないという事情もある。つまり今は過渡期にある。そのような奇妙な歴史的な条件、すなわち古いものと新しいものが混在するなかで私のフィールドワークは行われた。

建物としての精神科病院

さてここでは人工的な壁が作られたという歴史的な出発点から精神科病院の性質を素描してみたい。この壁には見える壁と見えない壁がある。精神科病院とは何よりも建物であり、建物という質量を持った物体がそのなかで行われる看護を規定する。精神科病院とは法律によって存在の根拠を与えられた壁である。そしてこの建物はしばしば鍵によって入院患者の自由な外出を禁止する壁であり、あるいは極端な場合は自殺や破壊行為を防ぐために厳重に作られた壁となる。開放病棟で自由に出入りできる場合でも実際には患者はなかなか壁から出ることがない。

古い病院では鉄格子がはまることでこの壁が誇張されることになる。新築の病院では鉄格子は存在しないが、開放的な空間と広く明るい窓は、壁の存在を少しでも見えにくくしようとする配慮に基づくものであり、逆に開くことのない強化ガラスの存在を際立たせる。〈見える壁〉という本質は変わらない。

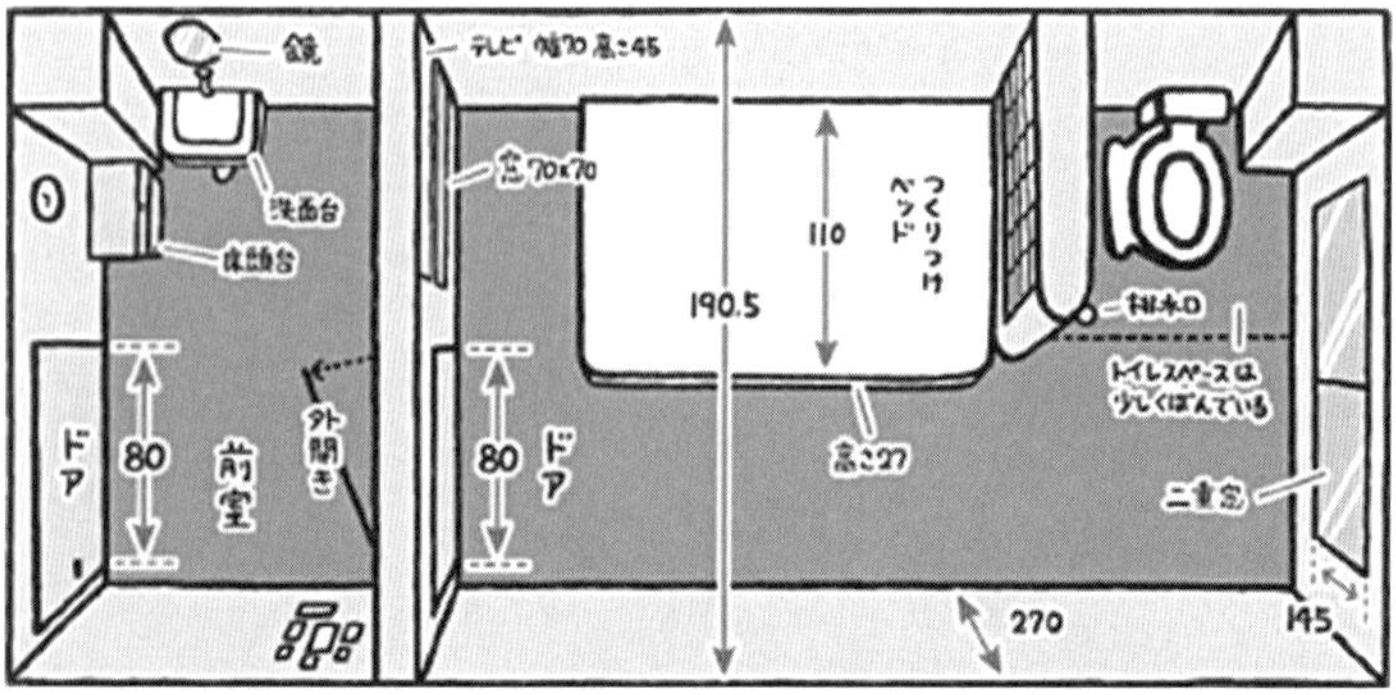

図：三宅 2013, 90（医学書院の WEB サイトより転載）

可動式の仕切り壁や、数多く設置されたカメラが、座り心地のよいカラフルなソファーと共存しているのである。

壁の身体化

見える壁の直接的な帰結をいくつかあげよう。多くの精神科病院は、急性期閉鎖病棟と慢性期開放病棟を少なくとも持ち、それぞれに鍵をかけていない相部屋と鍵がかかる保護室を持つ。典型的な例は見える壁の極端な姿である保護室における拘束である。保護室は鍵が二重にかかり、トイレも部屋の外から見えるようになっている。錯乱し暴力をふるう患者、自殺の危険がある患者、あるいはときには転倒など怪我の可能性がある患者も拘束を受ける。壁と鍵だけでは足りない場合、身体がベルトによってベッドや車いすに拘束され、たとえば薬物使用者が暴れる場合はおむつがあてられ尿カテーテルが入れられるのである（看護師自身、望まない業務を強いられている上に、恨まれやすくストレスが大きいそうだ）。ベルトによる拘束は、壁が身体に張り付いている状態であるとも言える。自由の制限ということと壁が一体のものであることが、拘束という極端な状態からわかる。

私がフィールドワークを行っていた当時、身体拘束が頻繁に行われるのは危険ドラッグ（当時は「脱法ハーブ」と呼ばれていた）による薬物中毒者だった。薬物という司法領域の問題が入ることによって、この〈収容する壁としての精神科病院〉という性格は延命させられていた。患者を解放しようとする地域化の動きは、薬物使用者という司法で扱うべき社会問題によってブレーキを掛けられているように、フィールドワークをしていた当時の私には感じられた。第三章の千原さんの看護は、このような保護室を場面とするものである。

壁のなかの自由

壁に守られた領域のなかで、患者と看護師のコミュニティが成立する。看護師たちの努力は、この壁という制限のなかでなんとか患者の自発性を確保しようという努力に割かれる。このとき強制的な規範とは区別される、自発的なルールが生まれてくる（第三章）。さらに患者に生活を取り戻すための自発的なプラットフォームを作り出していくのだ（第四章）。

たしかに自発的なものであるが、壁という大きな制限の上で成り立つ自発性であり、しかも医療者による管理のもとで成り立つ。壁による制限のなかで、自発性はコントロールされたもの・するものとしての性格を帯びてしまうリスクを持つ。ある意味で、病棟のなかで獲得された自発性が持つ両義性は、そもそも自由というものが持つあいまいさを示しているのかもしれない。自由はつねに制限に対して獲得され、しかも獲得されてもまたすぐに制限へと落ち込んでしまうような、そういうリスクをはらんでいるのであろう。

壁の外

見える壁のもう一つの帰結は、〈壁の外〉というものが産出されることだ。壁がなければ、〈壁の外〉は存在し得ない。〈外〉はあこがれの対象となり、不安を与える対象にもなり、そこで初めて生を感じることが出来る場所ともなる。いずれにしても〈壁の外〉は際立った精神科病院の産出物である。患者にとっては、ドアや壁の一歩外といったものが、それ自体で大きな意味を持つ。慢性期病棟にお勤めの男性看護師笹西さんの語りを引用する。インタビューに同席した大阪大学大学院の篠塚友香子さんが、患者の表情の変化について尋ねた質問への応答である。

笹西さん　あとは、そうですね。あの、レクリエーションとかがまあ、やっぱり、たくさんありますよね、こういう病院って。で、外へ行ったときの患者さんのその、顔とか、表情とかが、やっぱり、中に居るときの顔とは全然違うので、そういうの見ると、ああ、なんか、こういうことでもすごいうれしいのかなあっていうのを見たときに、ちょっとこう、やりがいを感じたりとかいうのはあるんじゃないですかね。（一〇頁）

ふっと外に出た瞬間などに患者さんの表情が変化する。日常の反復のなかでも実は瞬間的に変化があり、笹西さんはこれを取り出すことを「やりがい」と呼んでいる。この〈効果〉は一瞬のはかないもので、おそらくはまたすぐに戻ってしまう。持続する大きな回復ではないが、しかし大事なものである。

笹西さん　例えばその、うーん。院内、棟内しか行けない、あの、ここにしかおれない患者さんが、その、えーと、何かがきっかけで、売店まで行けるとか、それから、ＯＴ〔作業療法〕へ行けるとか、なったときには、やっぱり、その辺は表情が変わったりするんで、あ、一つ上に、ステップ進めたかなっていうのはね、そのときの変化はありますけども。（一一頁）

ここでの笹西さんは、患者がほんの少しだけ外に出ることができるようになったときの表情の変化を重視している。表情の変化それ自体は一瞬のはかないものであろう。しかし笹西さんはこれを「上に、ステップ進めたかなっていうのはね、そのときの変化はありますけども」と、大きな変化に結びつけている。このステップの進化は、（いままでは病棟のなかだけで生活が組み立てられていた状態から）患者が「外」を組み込んで生活における主体へと組み替えられ始めているということなのであろう。つまり表情が変化するように「外」の触発と表情の変化があり、そして新たに世界のなかに住む主体を作り出すという効果と連動する。結局のところ、病棟で垣間見られる「外」とは、地域化した未来を遠く予感させるものであろう。

そしてそれは精神科だけの事情ではなく、普遍的なものである。ただ、閉鎖状態におかれた人にとって露わになるのである（つまり統合失調症というような特定の精神疾患が問題になっているわけではない）。

笹西さん　僕一番思ったん、その、今までね、一番思ったんは、その、えーと、看護学校のときに、実習で、あの、奈良県の、あの、Ｆ病院っていう、あの、病院があるんです。そこに実習に行ったんですけどね、京都から一時間ぐらい車でかかって、朝早くから出てね。そこ、一カ月行ったんですけども、結核病棟やったんですよ。結核の患者さんが、それも男女混合の結核病棟やったんですけども。

で、そこで、いきなり行ったときに、あの、花見に行って、四月やったんで、で、郡山城なんかのとこに花見に行ったときに、すごいその、ほんまに、桜を見るときの顔が、パーッとしてた。もうそれまでは、ほんま結核病棟で、暗いとこで、運動もしたら駄目でしょ。安静にさしとかなね、結核で。安静時間があるから、あの、動いちゃ駄目よっていう、そういう時間がある中で散歩行かはったときに、まあその、表情がえらい晴れやかになるもんやなと思って。あれが多分、僕がその、精神科の患者さんが、そういう暗いとこに居はって、外へ出ることのすごい、なんちゅうかな、あの、〔…〕だからあの、あれが多分一番最初やったんで、そやから、それはすごく残ってんですよね。（二七頁）

このとき外部にある特定の対象が問題になるわけではない。「外」であるということそのものが問題となっている。「外」はそれ自体存在論的な価値を持つ。対象のいかんにかかわらず外に出るということそのものがすでに触発し、楽しさ（jouissance）、すなわち「生」をもたらす。楽しさを生みだすきっかけとしての〈外〉がある。今まで経験することができなかった「外」を受け止める機会と力が問われている。

これは壁の外という客観空間の問題であると同時に、病院の規範の外において人間が生を獲得するという実践の問題でもある。本書が立てる実践のプラットフォームという問いは、このような（規範とのずれにおいて可能になる）生をいかにして獲得するのかという行為論的な問題意識に貫かれているのだ。

笹西さん　どっかへその、やっぱりこの閉鎖しとく、閉鎖的なところから、外へ外へ、できるだけ。だから、あの、まあ、慢性期の病棟やし、一日中でどうのこうのっちゅうのはすごく難しいとこあるけども、あの、できるだけ、そやから、その、〔遠足のような〕レクリエーションちゅうたらみんなで動かなあかんので大変やけども、あの、例えばそこのスーパーありますよね、ああいうとこへ買いもん行く。ちょっと買いもん行って、なんか買うて帰ってくるとか、〔…〕。まその、ほんまにその、こっから、そのドアから一枚出ることが、すごくやっぱりこう、患者さんにとっては大事なことちゃうかなっていうのは思ってるんで。（二八頁）

「できるだけ」と笹西さんはくりかえし、この〈外〉への移動をサポートすることが大きな努力を必要とすることを暗示している。笹西さんとのインタビューでは制限からいかにして解放するか、看護師がいかにしてそれをサポートできるのか、ということが問題になっているのだ。

しばらくのあいだ精神科訪問看護の実践を見学する機会を得て、重度の統合失調症の患者が地域で自由な生活を回復する姿を目にすることができた。つまり「壁の外」を実現したときの姿に出会うことができて、私の精神科医療に対する認識は大きく変わった。例えば何度も入院を繰り返してきた六〇代の女性は、週一回の看護師の訪問を楽しみにしており、私たちが訪れたときも賃貸アパートのドアの外で手を振って招き入れてくれた。数台の壊れた扇風機がこたつを囲む、ホコリだらけの六畳間で彼女は妄想まじりの想い出の世界を涙ぐみながら語り続けていたが、それに丁寧に相槌を打っていく看護師も彼女の家に訪問することを楽しみにしているとのことだった。薬をもらうために通院した帰りに、ファミレスに寄ってビールを飲むことが彼女のささやかな楽しみであり、（客観的に見ると貧しく乱雑な生活かもしれないが）彼女は穏やかな生活を営んでいた。

このような地域での精神障害者とそれをサポートする看護師が作ってゆくプラットフォームについて

は第五章で論じていく。その姿は、もしかすると今の段階で、日本の社会が重度の精神障害者とともに目指すことができるゴールなのかもしれない。

2 見えない壁

交流の制限——家族にとっての見えない壁

精神科病院は〈見える壁〉によって作られているだけではない。患者の自由な出入りを妨げる〈見えない壁〉も大きな要素をなす。

壁は患者にとってあるだけでない。開放病棟であったとしても患者の家族が自由に出入りできるわけではない。決まった面会室での面会に限られる。メンバーの出入りも自由な、自由な語り合いの場ができるわけではない。

また、退院できるのにもかかわらず患者が下手すると二〇年も三〇年も入院し続ける。私が見学していた病棟でも十年以上入院している患者はめずらしくなかった。看護師が「退院したら何したい？」と話題を向けても、「たばこ吸いたい」と答えるばかりで実生活に即したやり取りが成り立たなかったことを覚えている。あるいは二〇年以上入院している別の老齢の方から妄想混じりに幼少期の長屋住まいの生活を伺ったときには、それが今はもう存在しないセピア色の世界であることを痛感した。彼らが今の日本の大都市で退院したとしても、なじむのは容易ではない。社会的入院は、必ずしも病院の事情だけで起こったものではない。家族や近隣が帰宅を拒む、あるいはもはや身寄りがいない、出身地から遠く離れた病院に入院させられたため退院して独居しようにもしようがない、といった事情は、病院の壁ではなく、〈たとえ患者本人が退院を望まない場合であっても、十分な受け皿を用意できない〉社会による社会からの患者の排除である。〈見えない壁〉が社会によって作られている。見えない壁とは、人間の自由な交流を妨げる仕組みのことである。

近年日本でも注目を集めているオープンダイアローグは、自宅において患者と家族を中心とした人々の交流のネットワークを新たに作り出し議論の場を作り出すことで、重たい精神疾患にも対処するフィンランド発祥の精神科医療の技法である（斎藤 2015）。オープンダイアローグでは、二、三人のスタッフが電話を受けて二四時間以内に患者の自宅を訪問する。患者と家族を交えてミーティングを定期的に続けるのである。そこでは医療スタッフと患者と家族のあいだにヒエラルキーは存在せず、患者の妄想であっても自由に語ることが促され、傾聴され、真摯に応答される。患者の発言が遮られることはない。すべてはミーティングで決まるので、入院や投薬も患者がいるところで患者の同意のもとで決定されるのである。入院という見える壁を避けるだけでなく、人間関係を断ち切ったり上下関係を作ったりしようとする見えない壁も取っ払おうとするのである。

この技法が西ラップランドで大きな成果を上げていることを考えても[1]、この隔離と交流の制限としての〈見えない壁〉が、問われているのであろう。もし家族と患者が会うことが動揺や葛藤を持つとしたら、両者をつなぐスキルと枠組みを作り出す方向で問題に対処することもできるはずだろう。患者や家族が抱えている困難に対してどのように対応するのか、という人間の生存の根本に関わる問いである。

（1） その妥当性については、Seikkula & Arnkil 2014 の第九章に詳しい。形は異なるが、イタリアで進められた精神科医療の改革も、その本質は共有するであろう（松嶋 2015）。

第五章は、この問いについて別の形で答えを出す試みを描く。

看護師にとっての見えない壁

〈見える壁〉は、すぐさまさまざまな〈見えない壁〉を産出することになる。精神科病院のなかで働いている看護師には、ときにこの壁が見えなくなる。看護師自身は仕事が終われば帰宅して自由な生活を営むわけであり、精神科病院のなかを自由に行き来する鍵を持っているために閉鎖処遇ということを意識する必要はない、「だから気をつけなくてはいけない」、とある看護師は参与観察中の私に語った。

患者が置かれている移動の制限という条件を看護師が意識しないものの、患者に対して誠意を持って接しようとするとき、看護はしばしば保護的なものになるように感じる。患者を母性的に保護するというのは、〈見えない壁〉の帰結なのである。自分の息子には厳しい母親のように、受け持ちの患者には厳しく、他の患者には甘くなるという仕方でそれぞれの看護師が対処するという仕方で、病棟全体のバランスが取れているようだった。ある男性看護師はその部分に敏感になっていた。

湯上さん　あの、精神科看護の仕事は、やっぱ病棟業務となったら、やっぱりこう朝日勤で行けば、「朝ご飯ですよ」っていうとこから声掛けでいるので、ご飯を食べていただいて、〔…〕で、ええと、ご飯もちゃんと食べてるか、食べていないかっていうとこもあれば、人のご飯まで食べ、取って食べるとか、そういうところも見て、で、お薬をちゃんと飲んでいただいて、それもこうやっぱ病棟なので、ええと、どっちかいったらこちらがトレーに入れて名前がそれぞれ書いてあって、そのお薬を看護師二人で確認しながら渡して飲んでもらうとか、そういうふうな管理的側面の非常に強い仕事なん

ですね。なので、どっちかいうと、事故が起こらないように、で、その方を、の、日々を支えていくみたいな。（五頁）

これは私自身も病棟見学のなかで日々目撃していた通常の勤務の描写だが、湯上さんは「管理的側面の非常に強い仕事」という表現でまとめている。この言葉遣いが私には印象に残っている。通常の生活の世話ですら「管理」になってしまうのである。病棟という囲いは保護的な関わりを生み、保護は管理となる。このような保護＝管理を前提としたなかで「慣れ」が生じてしまうことを湯上さんは注意しているように感じた。

例えばさきほど、〈見える壁〉のなかで患者が自発的な秩序を作って共同体を形成してゆくと述べた。この自発的なプラットフォームは〈見える壁〉のなかの規範に対抗する行為でもあるが、これを看護師がサポートするとき（看護師のサポートは必要である）、この秩序を看護師がコントロールすることになる。このとき患者は管理される。保護的な関わりゆえにプラットフォームもまた〈見えない壁〉になってしまうことがある。

病棟の共同体の形成は自発的に秩序を作るという姿を取る。外から押し付けられた規範ではなく、自分たちで自分たちの実践と生活のプラットフォームを作り出してゆく（プラットフォームは規範に対抗することもあれば、規範を利用しながらのこともある）。つまり共同体の秩序そのものが内在的に産出されてゆく。このとき自発的な内的ルールを外から枠付し下支えするものがすべて規範として機能するのであり、もともとは自発的なルールが固定した場合には、それがまた規範（外から押し付けられる強制的なルール）として見えてくる。患者の自発性は、つねにコントロールされたものへと固定する危うさを持っている。ここでは国家権力というような大げさなものが目につくわけでは必ずしもない。しかし、さまざまなミクロな段階で、自発性がコントロールに変化するリスクがある。自発的ルールと強制的な規範の境目はあいまいであり、両者の間には様々な段階がある。

スローな時間

このような見えない壁によって囲い込まれた領域の特徴になりうるものとして、無時間性が挙げられる。慢性期開放病棟に半日滞在すると誰でも気づくことがある。時間がゆったりと流れ、落ち着いているのである。このスローさは外部からの来訪者に心地よい印象を与える。普段、外の喧騒のなかで慌ただしく日常を過ごしている私にとってはほっとする瞬間ですらあった。しかしそこにずっと生きている患者たちはどのように感じているであろうか。確かに社会生活に疲れて休息のために短期入院を行っている人もいる。しかしおそらくは外に出たいと強く願っている人もいる。またある人はあまりの長期の入院のために、このスローな世界こそが自分の住む場所になってもはや退院する意欲をなくしている。

このことは看護師も感じているようだ。ある日のフィールドノートを引用する。慢性期病棟である看護師さんに半日同伴した日のものである。

患者さんが毎日同じことの繰り返し。退院も見込めず、状態が良くなっても家族の事情で退院できないことの徒労感。患者さんとお話することは楽しいがモチベーションを維持していくのは大変。

ゆったりとした時間は閉塞性と紙一重である。言い換えると、このゆったりとした環境は、先ほど論じた〈人間の自由な出入りがない〉〈流動的な議論の場が成立しない〉という閉じた空間構造を、時間の側面からとらえたものにほかならない。行為のプラットフォームは時間構造の側面も持つが[2]、行為の可能性が閉ざされた環境では時間の分節が生じ得ないのかもしれない。

セルフケアという束縛

さまざまな仕方で生じる自発性からコントロールへの変化のなかで、〈見えない壁〉の成立と関係して一つ取り上げたい要素がセルフケアである。セルフケアは精神看護においてはしばしば話題になる(Orem 2003)。病棟の看護師にとっては退院ということを目指した働きかけであるが、セルフケアをめぐって、私が慢性期病棟と訪問看護を両方見学していたときにかすかに感じた違和感がある。

退院を目指す看護と退院したあとの訪問看護とのあいだが必ずしも連続していない、何か不連続な部分があるのだ。ずっと言語化できなかったのだが、近田真美子によるＡＣＴ[3]の実践の研究に触れたときにこの違和感の源泉に気づくことになった(近田 2013、近田 2015)。慢性期病棟では退院を目指してセルフケアの能力の獲得ということを大きな目標としているが、しかし実際に退院したときには必要ないのである。どんなにゴミ屋敷になろうが、睡眠のリズムが乱れようが、同じものを食べ続けようが、何か月も着替えや風呂ができなかったとしても、死ぬことはない。実際、訪問看護の現場を見学すると、そんなお宅はいくらもある。自宅に住むために必要な力は、医療で話題になるセルフケアとは必ずしも

(2) 拙著『摘便とお花見』でしばしば時間構造が話題になったのはそのためである。
(3) ＡＣＴについては第五章を参照。

関係がない。むしろ重たい統合失調症の人で部屋がごちゃごちゃでもご飯をきちんと作る人もいる。その人の望む生活に応じて、必要なサポートを誰かが提供すれば良いだけのことである。

資本主義という目に見えない束縛

セルフケアは本人の希望と事情によってそのつど変化するはずのものである。ところが病棟では画一的な基準に従って、衣食住のセルフケアが求められる。その基準は資本主義社会のなかで「経済的に自立している個人」という理念を前提としている。自立した経済主体という目標は、貨幣経済という見えない壁を示している。

この方向性は資本主義経済に適合した生活、ということをその目標として持つ。病棟のなかでは、おやつを買うための一日二〇〇円ほどのお小遣いの金額や渡し方が、患者と受け持ちナースとのあいだで取り決められる（金額は体重や経済状態に応じて決まる。金銭管理の能力に応じて毎日渡しか、週一回まとめて渡すのか、あるいは現金かプリペイドカード式なのか変わってくる）。

お小遣いをめぐるルールぎめが病棟の生活でとりわけ大きな意味を持つというのは示唆的だ。貨幣経済のなかに最低限順応した存在でない限り、今の社会のなかでは自立できないとみなされるのである。そして診断名にかかわらず、多くの精神障がい者にとって金銭管理は難しいものでもある。ある意味で、金銭概念の不在にせよ、金銭感覚の欠如にせよ、浪費をしてしまう薬物やギャンブル依存にせよ、窃盗にせよ、精神障がいとは貨幣経済へと抗うこと、生産を至上命題とする社会に抗う抵抗であるとすら言える（第五章の登場人物は、貨幣経済を超越して仙人のような位置を手に入れる）。それゆえ精神科医療においては、金銭管理、そして最終的には就労するということが大目標となるのだ。つまり貨幣経済を持たない社会においては（症状も姿を変えるだろうが）たとえ同じ症状を呈したとしても、対応が全く異なることになるはずだ。

逆に言うと今の社会は、資本主義のなかでの生産活動に従事しない人、その意味で社会から排除されてしまってきた人たちを、いかにして共同体のなかに位置づけることができるのか、という課題をもつ。そしてまさに資本主義的な論理から外れる場所、その意味で社会（ゲゼルシャフト）から外れる場所においてこそ、むしろ共同体（ゲマインシャフト）の生成という課題が逆説的にクリアに浮かび上がってくるのだとも言える。西欧型の社会はいったんは生産労働、資本主義に収まらない人たちを病院へと隔離したのだが、現在の地域化の流れは社会のなかにもう一度隔離された人たちを招き入れ、ともに共同体あるいは社会を創りだそうという課題を持つ。貨幣経済とは異なる枠組みのもとに成り立つ社会が要請されているはずである。このとき本書の〈実践のプラットフォーム〉という発想は一つのアイディアとして役に立ちうるのかもしれない。

未開といわれた社会であればシャーマンやトリックスターといった存在として、共同体にとって必要不可欠な存在であった人たちが現在は精神障がい者と名指されていると言われる。もう一度、別の仕方で有機的な共同体を生みだすことができるかどうかということが問われている。もちろん、今の段階で地域化とは資本主義の論理のなかで「就労」を最終目的とし、就労できない人はセーフティネットでサポートするという資本主義の管理のロジックに合わせた発想である。おそらくこれは何十年というスパンで見たら過渡期的なものであろう。私たちが知らない新たな形の共同体を産出していくことが必要となっているのだろう。

さて、次の第三章では極端な場面を観察したい。直接的な制限が問題となる精神科の保護室において、いかにして看護が自由を作り出せるのかということが問われる。二重の鍵が閉まり、さらにベッドにベルトで括りつけられるような条件の下でいかにして自由を回復するのか、そういう難しい問いである。続く第四章では退院の見込みが無い長期入院の人においてどのように人間らしさを確保しうるのかが大きな話題となる。第五章では今度は退院した重度の精神障がい者を地域でサポートする場面という側面から精神科医療における実践のプラットフォームを見てゆく。

第三章　メガネをかけてごはんを食べる自由
——精神科病院の保護室

1　あわただしく静かな病棟

千原さんはインタビュー当時、高度ケア病棟の看護師長として、回転の早い職場を統括していた。この病院での研究を開始するに先立って、病院全体を見学させていただいた際に初めて千原さんとお会いしたのだが、看護師たちが慌ただしくお仕事をされている病棟のなかでてきぱきと指示を出している姿が印象的だった。そのとき病棟の廊下で仕事について少しだけ教えていただいた話が非常に興味深かったため、日を改めてインタビューをお願いしたのだった。千原さんの語りのなかから高度ケア病棟についての語りを取り上げる。

議論に入る前に、前書きとして救急病棟の様子に少しだけ触れておきたい。この病院全体のなかでも彼女は特にこの病棟に愛着を持っているので、その点からも意味があるだろう。

高度ケア病棟は医療保護入院や医療措置入院などで緊急度の高い患者を取る病棟である。その代わり短期での回復が求められ、できるだけ早く退院する、あるいは他病棟へと患者は移ってゆく。診療報酬が入院日数に応じて減ってゆくため、経営上も早い回転が求められている。そのため、精神科の入院のなかでは例外的に、入退院のスパンがとても短く、新たな入院患者との調整のため病棟内のベッドの移動も頻繁であるようだ。多くの患者は数日で、長くても三ヶ月以内で退院してゆく（二〇〇八年の精神科病院の平均入院日数は三一三日である）[1]。救急車などで運び込まれた患者が入院する場所であり、ナースステーションのなかも、慢性期病棟と比べると慌ただしい様子が伝わってきた。初めて見学した際に廊下で千原さんの話を伺ったのは昼食の配膳の時間だったのだが、奥の保護室で女性の患者が何か大声を上げて看護師が数名集まってなだめていた。

高度ケア病棟では、自傷や他害のリスクが高い患者が入院する。つまり薬物などで暴れる患者を、拘束しながら保護室に入ってもらうという必要が生じる（インタビューをとった当時は、危険ドラッグが社会問題となっていた時期で、これによって暴れて入院する人が多かった）。最も暴れる患者の場合は保護室のベッドに拘束し、薬物が抜けて落ち着くまでのあいだ、ベルトで手足と腰をベッドの柵に縛りつけ、尿バルーンを入れることになる。別の機会にインタビューをお願いしたある男性看護師は、はっきりとこのような業務に葛藤を感じていた。看護師たちは患者が嫌がること、患者から恨まれること、場合によっては自らの身を危険に晒さなければいけない業務を行わなければいけないことに大きなストレスを感じている。ある五〇代の男性看護師は、業務のために ジムで筋トレを続けていた。

ところが千原さん自身はこの病棟は静かなのだとおっしゃった。

千原さん　ここは重症度は高いんだけど、それは保護室の患者さんであって、出たらね、昨日まで一般社会で生活されてた患者さんだから、上の病棟と比べものにならんぐらい、あの社会に近い人がうちにはいてはるんで。あんまり絶叫するような患者さんが居てると、うちの雰囲気がガラッと変わるの、うちが一番静かな病棟なんですよ。全病棟のなかで。

村上　あ、そうなんですか。

千原さん　はい。だって社会に帰りはる人ばっかりですもん。

村上　ほお、そっか。

千原さん　上の〔階の〕人はもう、二〇年三〇年入院してて、ずっと良くならない人だったんで。もう社会性に乏しい人が多く、あのー、〔うちは〕一番あのー、疎通性もあるし。だ、うちはもう、全然。

村上　あ、逆にもう。

千原さん　うん。社会性のある人がほとんどですからね。（七七頁）

一見するとざわざわしており、業務としても急性期の緊急度の高い患者の入院を取るので慌ただしいのだが、しかし「うちが一番静かな病棟」だと言うのである。「静かな病棟」という評価は他の病棟の看護師も自分の病棟についてそう語ることがある。つまり客観的な静かさというよりもなじみ深さを示す言葉なのかもしれない。例えば慢性期病棟に勤めるある看護師は、この高度ケア病棟から訪問してきたある看護師が、「〔慢性期病棟は〕静かですね！」と驚いていたと語っていた。千原さんとは逆に、その人にとっては高度ケア病棟は騒々しいところなのだろう。「うち」という慣れた空間は静かに感じるということかもしれない。[2] あるいは管理業務に携わる千原さんと、保護室での業務が多い屈強な男性看護

（1）　http://www.mhlw.go.jp/shingi/2010/05/dl/s0531-14c_2.pdf（二〇一四年九月五日確認）

師とでは別の印象を持っているかもしれない。

ともあれ千原さんにとっては、一時的に混乱した患者さんも多いが、実際は「普通の人ばっかり」なのだ。そしてこの「静かさ」は「社会で生活されて」「社会に帰りはる」という社会との接点に由来するという（私たちの社会は「静かさ」を強力な規範として要請しているということでもあろう。逆にうるさい状態は患者の病状が重い状態でもある）。

このインタビューから一年後にもう一度病棟を見学したときに、千原さんの描写の意味を確認した。たしかに急性期の混迷状態や薬物が抜けていない状態で暴れる場面があったとしても、それが過ぎると静かなのである。病棟のサロンで見かけたのも半分が一見して統合失調症とみられる人、半分が文字通りに「普通の人」であった（アパレルブランドの紙袋を下げて歩いていたおしゃれな若い男性が印象に残っている）。慢性期開放病棟で見かける患者たちとは大きく異なる姿である。

この病棟の様子とこれから論じる千原さんの看護観には、騒々しさと静けさ、慌ただしさとゆっくりさが入り混じった不思議な時間感覚がある。

2　制限を減らす

インタビューを始めて一時間ほどした頃、千原さんは、手術を受けた自分の病気について多く語った今までの語りが精神看護とあまり関係がないと感じて、精神看護の話題をしばらく考えて半ば唐突に次のように切り出す。

千原さん　あの、制限っていうのはね、やっぱし精神科特有ですよね。患者さまにね。自由にしていただけないというのはね。だからこのなかで、「あなたがもし入院したら」とか、「あなたの子どもが入院したら」とか、「あなたの親が入院したらこれでいいのか」というふうな考え方を、もう今でも口論しますよ。「その制限は続けてていいの?」って。（一九頁）

高度ケア病棟では「制限」が必要となる。急性期で暴れて警察車両や救急車などで運ばれてくる患者を抑えて拘束せざるを得ないからである。

千原さんは相手の立場に立つという視点の取り方を、スタッフの立場だけでなく、患者の立場に対しても適用する。そして自分だけでなく、スタッフにも相手の立場に立つことを要請する。ただし、このとき千原さんは、「あなたがもし入院したらとか、あなたの子どもが入院したらとか、あなたの親が入院したらこれでいいのか」と、スタッフが追体験しやすい位置の当事者を探す。つまりスタッフに要求するときにも、千原さんはスタッフの立場に立って思考している。このようにして、千原さんの変化は看護実践のなかで重層化してゆく。この重層性を示すのは直接話法の多用であり、スタッフとの対話がそのまま再現されることでさまざまな視点が描かれている。

以下は、この語りの続きである。おそらくベルトで手足と胴を縛る「拘束」は外れたものの、まだ保護室のなかで施錠された状態の患者について語っている。

（2）　貴島春衣さん（大阪大学）の指摘による。

千原さん　「あなた説明するときに、「びょう、病棟の規則ですから」っていうような説明はしたら駄目。なぜこれを制限されなくてはならないのか、分かるように説明してあげてちょうだい」と言うと、「時間かかりますやん」って。〔…〕時間かかってもいいのよ。（一九頁）

スタッフが「病棟の規則ですから」といって制限を患者に課すのは、外からあてがわれた規則を適用しようとする指示である。千原さんは規則の正当な重要性にもかかわらず、この規則にすき間を与えようとする。

もう一つのトピックは時間である。救急病棟は慌ただしい職場なのだが、そのなかで「時間かかってもいいのよ」というゆっくりな対応が求められている。冒頭で指摘したとおり、この時間感覚の両義性は、千原さんの語りに一貫している。慌ただしい現場でゆっくりとした対応を求めると同時に、全体としてはゆっくりとした精神科病院のなかでは慌ただしい高度ケア病棟を好むのだ。しかもこの病棟について「静か」と評価するのである。

「時間かかってもいいのよ」ということは、患者と看護師の関係づくり、そしてそれを通した自発的な秩序の形成は、時間的なプロセスである。ここでは患者の「分かる」が成立するためにやはり時間が必要なのだ。千原さんの語りにおいて、時間とは、関係が成立してゆくプロセス、病棟内の自発的な秩序が成立してゆくプロセス、そのことを分かってゆくプロセスのことである。

次の引用も前の語りの続きである。ここで患者の立場に立って思考するということがどういうことなのか、具体的に語られてゆく。

千原さん　そして「患者さまが、「あ、そういう理由でこれは制限されるんやな」って納得されるまで、ずっと話してちょうだい」言うて。「危ないからもうこれを入れたら駄目」とかってすぐ、もう、ヘヤピンに至るまで、ご、保護室でご飯食べておられるのにね、あそこはヘヤピンとかゴムとか入れたらあかんのですよ。自殺企図の患者さんが食べたりするっちゅうのがあるので。
「だけどね、もうこうお汁の中にこう髪の毛が入りながら、あなたにはあれ見ててね、自分だったら食べにくいと思えへん？」って。「なんで常時でなくていいから、ご飯のときだけ髪くくってあげたらゴムで、ヘアゴムで」って。「あー、そうですよね」ほいで、「メガネは駄目、コンタクトは駄目、じゃあ目の見えない人はさあ、お膳見てさ、何がのっているか分からなくてそんなもん食べておいしいと思う？」って。「ご飯のときメガネ掛けさせてあげたらあかんの？」とかいうふうなことをね、一つ一つ進化していくんですよね。「あ、そうなんや」と。だからこちら楽ですよ全部取り上げたら。「駄目」って言うたらね。「こうこうこれは規則ですから」とか、「他の人も一緒ですよ」って。でもそれムッチャ楽ですよ。（一九–二〇頁）

おそらくこれは少し拘束を外せるようになった段階の描写ではあるが、千原さんは制限のなかでいかにして快適さを得られるか、そのためにどれだけ制限を減らせるのかをテーマとしている。「これは規則ですから」と患者に押し付けるのではなく、「この制限は続けてていいの？」とスタッフに問いかけ、口論するほどの話し合いのなかで考えてゆく。上司から下りてきた規則でもなく過去の習慣の惰性でもなく、そのつど自発的にルールを作り出すことを千原さんは貫いている。精神看護に関わる話題として、千原さんが真っ先に「制限」を話題にしたことに意味がありそうだ。制限は〈外から〉

要請される規範でもある。制限を受け入れつつそのなかで、患者が受け入れられるプラットフォームを千原さんは作り出そうとするのである。このプラットフォームは患者とスタッフとの対話のなかで次第に発見的に生み出されるものである。

そして患者に押し付けないだけでなく、スタッフ自身が「あ、そうなんや」と自分で納得し、患者自身が「あ、そういう理由で制限されるんやな」と納得する瞬間を、千原さんは求めている。相手の立場に立った実践は、相手自身の納得によって実現する。この納得の瞬間に「あっ」という接頭辞がつく。千原さんがスタッフや患者のセリフにも「あっ」とつけているのは面白い。もちろん千原さんが意識して「あっ」と使っているわけではないが、それゆえにこそこの「あっ」の使用には意味がある。そしてここで「あっ」が単にポジティブな発見というだけではなく、相手の立場に立つ瞬間や自分の位置に気づく瞬間に発せられた驚きの言葉であるということも確認できるだろう。

こうして外から押し付ける規則ではなく、患者にとってもスタッフにとっても自分で作り出して自分で納得する制度を、主体的に患者と看護師が共に自発的な「システム」（高木さんの言葉）を作ろうとする。組織のトップに立つとは、外から下りてくる規則をいったんかっこに入れて、スタッフ自ら内側からルールを作り出すための触媒となることなのだ。もともとここでの規則は患者ごとに看護師が話し合って決めたものである。なので看護師にとってはもともと自発的なルールであり、しかし患者にとっては外からあてがわれた規範である。千原さんはこのような規則を患者にとっても自ら自発的に引き受けうるものにしようとするのだ。たしかにそれでも制限は行われるのだが、患者さん本人が「納得される」なかで主体的に受け入れられる規則にしようと千原さんは努力する。この話し合いのプロセスは時間もかかるし「楽」ではない。しかし納得を通した患者による規則の主体化が必要であると千原さんは感じている。

そしてここで制限されたり獲得されたりする自由は大げさなことではなく、「食べにくい」のを解消することや「おいしさ」といった基本的な生活の楽しみに関わる。メガネがなくて見えにくいこととおいしさを結びつけていることも面白い。制限の多い保護室のなかで、少しでも楽しさを確保することの重要性が際立つ。楽しむことの確保は、本書のライトモチーフの一つである。

本書の他の章では患者が自らのルールを決めてゆくが、高度ケア病棟では混乱した患者に自律を求めることができない。そのために患者の快適さ、人権を確保するために、看護師が語り合ってルールを設定してゆき、そして患者が自分のものとして納得するまで説明するというプロセスが取られる。この自発的に作られる共同実践の枠組みが本書においてプラットフォームと呼ぶものである。

千原さん　うんうん、だから、ボディチェックして、ときどきは金属探知機も当てたりもするんですけれども、やっぱりもう制限、制限、制限で、やっていくのが精神科だったのでね。それをね、いかに最小限に食い止めるかというところでね、まだまだ戦ってますね。みんな同じ意見じゃないですから。（二一〇頁）

制限を最小限にとどめようとするこの努力は、暗黙のうちに作用してしまう既存の外的規範に対する「戦い」であり、そして外的規範に寄りかかってしまう同僚との「戦い」なのである。患者との話し合いでありかつスタッフ間の話し合いでもあり、そのなかで納得のいく自発的制度を生成させてゆくのだ。

そしてこの「戦い」は「制限、制限、制限で、やっていくのが精神科だったのでね」とか「まだまだ戦ってますね」といった表現から分かる通り、目の前にある過剰な制限に対する戦いであるだけでなく、「まだまだ」残っている負の歴史の痕跡との戦いでもある（立岩 2013 松本 2015）。不条理な制限が横行したかつての精神病院を変化させようとする努力のなかに逆に歴史の名残が見て取れる。

一つ前の引用ではその戦いは「なんで」という理由をめぐる問いかけのなかで遂行されている。次の引用からもそれは確認できる。

千原さん うん、これは、耳かきが駄目だとかいうんですよ。じゃあボールペン駄目ですよ、人の目を突くから駄目だとかいうんですよ。「だからボールペンがあるのに、なんで耳かきで他害をするのよ」って。「ボールペンでしようと思えばいくらでも刺せるんじゃないの」とかいうので、もう耳かきも大丈夫になったし、い、もうそういうふうな一つ一つがね、みんなで話し合っていってね、「こうしましょう、ああしましょう」というのをね決めなあかんのですよ。

村上 なるほど。もう、だから、ルールを絶えずまあ変えてくというか作るというか。

千原さん そう、作っていくんです。か、変えるんです。ほんまに。そうせへんかったら、ほんまに制限のなかで、ここで閉鎖処遇でおられることがまず一つの制限であって、なおかつなかで、部屋に鍵をかけられている制限があるなかで、持ち込みの物品は駄目だとかね。で、患者さまの身の回りのことは、療養所の世話なんだから、保護室の中に例えば本を、雑誌を入れる。小説を入れる。それは、医者に聞くんですよ。「入れていいですか？」いうて。「なんで医者に訊くの？ 療養所の世話は私たちの判断でしてちょうだい」って言うんですけど、訊くんですよ。「許可出してください」いうて。

村上 へえ。

千原さん　「なんでそんなことするの?」って、「いや、それで何かやられて、やられたら、私の責任になるから先生に出してもらわな」「なんであなたの責任の上でやりなさいと」って言うたら、「嫌です。責任負いたくないです」っていう子も居るんですよ。だから全部一から一〇まで医者に訊くから、「医者に訊かない〔で〕」〔とスタッフに言うんです〕。だからあの、〔医師に〕報告はしないと〔いけないですけどね〕。（二一一頁）

前提として大きな制限がある高度ケア病棟の保護室で、自由の獲得は話し合いを通して不断に作り出されないといけない。不断の生成のなかにしか自由はない。閉鎖処遇という大前提は残る。しかしそのなかで既成の規範ではなく「みんなで話しあっていってね」と共同で自発的に実践のプラットフォームを作る。そしてそもそも、ルールを「作っていくんです。か、変えるんです」と、変えていくことそのものが、既成の外的規範を脱却し、自発的に主体化する運動でもあるのだ。「患者さまの身の回りのこと」が看護の領域となる。

そして「身の回りのこと」という言葉には含蓄がある。「世話」は看護師の自由な実践の形成であり、かつ実践に対して責任を負っていくことである。ここでは患者の自由の確保から看護師の自立へと話題が移動している。千原さんは単に明文化された規則を拒むだけでなく、医師の判断に頼ってしまうことで自主性を捨てることも拒絶する。「なんで」「なぜ」という理由の問いかけは、医師から強制される外的規範を揺り動かして、自発性を取り戻そうとする試みである。自らの行為の理由を付け直すことで、行為を自分のものにしてゆくのである。

引用の途中で患者の制限を解いていくことから看護師の自主性へといつの間にか話題が飛んでいる。

しかしこのことには必然性がある。患者の自由の獲得は、看護師の自由の獲得でもある。「あなたの責任の上でやりなさい」という自律的に実践を作ってゆく主体化である。保護室という空間構造の制限、それを作動させる医療措置入院という強制的な入院がもたらす制限、薬物による鎮静、医師による指示といったさまざまな段階で作動する規範を前提としつつも、これを千原さんはかっこに入れようとする。こうしてなんとか新たに自由で自発性が確保された空間を作り出そうとしている。患者と看護師が話しあうというコミュニケーションがこの自由なプラットフォームを可能にするのである。

自発的なルールと主体化の生成は「なんで」という問いを介してそのつど理由を確かめるプロセスに反映している。話し合いとそのつどの理由付けが、自由なプラットフォームを作るプロセスとなるのだ。鍵がかかり、安全のために突起が失われた保護室は、規範が物理的な姿をとって具体化した最も極端な空間である。そのなかで規範からの距離をとった人間的な自由が創りだされるのは、患者とナースが話しあうというコミュニケーションの作動によるのである。

千原さん　だから三カ月以内に退院していただけるように、い、先生たちは頑張っているし、私たちも頑張っている。

村上　はー。その、どういう努力になるんですか、その頑張るっていうのは。退院。

千原さん　うん、だから精神状態が落ち着けるようにね、やっぱり、薬だけでは駄目ですからね。環境ですからね、精神状態だから。やっぱし、うちんとこの看護師は、看護の力でこの患者さん改善したっていうのを手ごたえは、あの、日常茶飯事やっぱありますよ。

村上　う、具体的に、いひ、すいません、あのー、ど。

千原さん　え、関わり方ですよ。話しすることですよね。うん。あの、薬の患者さんなんかは、わりと子どもな方が多くって、誰もね、親身に話を聞いてくれる人が居ない人は、その、薬仲間としか友達がいないかったりするんです。で、それの、スマープ[3]といって、だ、断薬の認知行動療法の、えー、断薬の治療プログラムがあるんですけど。

そういうふうななかで、あのー、ほんとに親身に関わって、ほんとに心配してるっちゅうことをやっぱり伝わらないと、いくらその認知行動療法でお話してね、「あのこういうふうな手段がありますよ、もうちょっとこういうふうなことを考えたら薬から抜けられるんじゃないかな」って、そんな、あのー、空々しいことをレクチャーしても、全然か、相手には伝わらなくって、やっぱりあのー、の、信頼関係っていうのはなんかすごい通り一遍なんだけど、そういうふうなことはあのー、し、やっぱり患者さんも、好きずきがあるから、この看護師がいいとか、こっちの看護師は嫌だとかいうのがあるんで、まあそういうふうなことと同じようにね、あの、やっぱり、関係性をよく作って、え、いいふうに作って、ほんとに自分のこと考えてくれてるんだと。

で、入院が、強制入院なんだけれども、嫌じゃないようにね、不快にならないようにねやっぱり対応していく。だから、はき違えてるのは、患者さんの言うなりにねやることが、あの、それではない。うん。患者さまが要望しはったときに、できることとできないことの明確な説明。で、あとはできないんだったら向こうが納得していただけるような説明、「だからできないんだ」とかね。だから、み

（3）　SMARPP（Serigaya Methamphetamine Relapse Prevention Program）。神奈川県立精神医療センターせりがや病院で用いられた統合的外来薬物依存治療プログラムで全国に普及した。

んなあの、患者さま、患者さまいうて患者さま扱いして何でもかんでも通るみたいなところはやっぱりきつくね、制限をしないとあかん患者さんもおったりするんですけど、その辺のさじ加減は形には表せないですよね。（二二五‐二二六頁）

千原さんは、「看護の力」が、患者の「改善」を作り出してゆくと語る。このとき患者の「要望」がまずはじめにある。「要望」の発露に沿って、規則の輪郭を決めてゆくのである。しかし「患者さんの言うなりにねやることが、あの、それではない」。別の看護師は、薬物の患者は親切にしようとする看護師につけ込んで利用しようとすることがあると語っていた。そして薬物依存は再発しやすい。わがままを言う表面的な要望と、社会のなかでの主体化へ向けての欲望とは異なる。患者の要望に対する是々非々の調整のなかでルールが自発的に決まってゆく。

それゆえにこのルールはあらかじめ存在するものではなく、そのつど生まれるものである。「その辺のさじ加減は形には表せない」のは、それが生きたプラットフォーム、自ら作り出してゆくプラットフォームだからである。「明確な説明」が必要だが、この「できることとできないこと」の境界線はそのつど作っていくものでもある。そのつど生まれるがゆえにあらかじめ「形には表せない」生成に対して「明確な」輪郭を描くという難しい課題が話題となっている。あたかも患者と看護師のあいだのルールが自律的に生成し運動するかのようである。

このような主体的なルールの生成が患者の状態を改善することと連動している。というのは、これが「親身になって話を」聴くこととつながるからである。患者とナースが「関係性をよく作っ」ていくとき納得のいく主体的なルールが可能になる。次の章で細かく考えていくが、プラットフォームの成り立ちが基本的な対人関係を基盤としていることに関わる。この親身になることの技術的な側面は、次の学生指導の場面を通して語られる。

千原さん　どんだけ寄り添えるかがっていうのですね。よく学生に言うのは、患者さまの立場に立っちゅうのが一番なんですよ。どういう思いでここでいち、一日おられるかということを考えるんだけど、患者さんに同化してしまって、患者さんと同じ気持ちになったらね、ぶれてしまうんですよ。だから、看護師としてのちゃんとした判断能力を残しながら、患者さまと〔両手で丸を作りながら〕円ていうとね、こう重なる部分と、重ならない部分を必ず持っておかないと、同化してしまうと。〔…〕

あんまり患者さんに立ちすぎると駄目だけれども、患者さまの視線までやっぱり合わせていかんことには、患者さんはこの辺で思うてはるのに私らが上から自分の感性で、患者さんを尺度を測ってしまうと大きな間違いが発生してしまうというのが、すごいありますね。それは、ほんとに、一人ひとり違うと思います。看護師によって。（一二九頁）

患者の位置に立つことは感情移入して同化することではない。「どういう思い」か感じつつも判断力を残すことでもある。前の引用の「明確な説明」と、ここでの「ぶれてはいけない」はおそらく連続している。そのつど新たに的確なルールを作って明確に説明するためには、患者の目線に合わせた立ち位置の取り方が重要になるのだ。

ここでの「看護師としてのちゃんとした判断能力」とは、患者と看護師がお互いに暮らしやすいルールを形成してゆくために必要な能力であり、かつ内からの一貫したルールを形成するために必要な能力である。一貫させるためには、ある程度の距離が必要なのであろう。

千原さん　ふーん。何かしてあげよう思うて、「どうされましたか？　何されますか？」って言うたらもう、ちょ、つ、じょ、幻聴の中で生活して本人はすっごいしんどいのに、なおかつ外野からこう看護師がバンバンバンバンバンしゃべってきたら、それは爆発しますよね。「あ、今引いてはるわ、ちょっとそっとしとこうかな」とかね。あのー、どのタイミングで現実のが、か、関わらんことには現実に引き戻してあげられないわけで。（三〇頁）

千原さんの場合（少なくとも語りの上では）、暗黙のうちに獲得された実践知は学生指導を通して言葉を与えられて明示されてゆく。

千原さん　だから一般科は我慢なさるんですよ。患者さんのほうが。看護師さんが来てくれてるから。か、看護師さんが、「清拭《せいしき》します」って言うたら、忙しいのに来てくれてはるから、本当は昼からのほうが良かったんだけど、今するって言われたら、「ありがとうございます、気持ち良かったです」って、「あれにだまされたら駄目ですよ」って学生さんによく言うんですけどね。「この人は、いつが一番自分のね、快適な時間なのかその時間を分かってあげて関わるというのがね、ここで勉強できますよ」っていうのを学生に言うんですよ。で、嫌やったら嫌って言わはるから。でも一般科は言わないから。

〔…〕

だからそういうふうなことが気づける、やっぱし、看護師になるっていうか、人になって。もう、あのー看護師以前ね。人として、そういうふうなことが気づけるような、あの、看護師になっていただくために、ここで患者さんに勉強させてもらってくださいっていうのがいつも学生に言うことなんですけどね。（三〇‐三一頁）

精神科では患者が「嫌やったら嫌って言わはる」、このことが看護全体にとって重要である。ということは、ここでの看護師の定義は〈患者の視点で考え、患者の望みを感じ取る人〉のことであろう。患者の立場に立つとは、感情移入することではない。患者が望むことを感じ取って、実現可能な範囲を判断する人なのである。

しかもこのことを千原さんは「看護師になるっていうか、人になって。もう、あのー看護師以前ね。人として、そういうふうなことが気づけるような、あの、看護師になっていただく」と言う。看護師になるとは、「人になる」ということなのだ。

千原さん　ここはほんとに看護の原点だから、精神科看護じゃなくて、看護の原点をやっぱり学ぼうという意識で来ていただけたら変わる、二週間で変わります学生って。変わりますね。もう目に、手に取るように分かりますね変化が。

村上　ほお。

千原さん　自分でもその記録で、どんどん変わっていく自分があって、先生たちそういうふうな、あの、学校の先生たちね実感なさってるからね。はい。（三二頁）

こうして「人になる」ことで学生は看護師になってゆく。第Ⅱ部では、このように患者の主体性を擁護するための実践のプラットフォームがさらに前提としてもっている対人関係の基本構造を論じる。看護師と患者のあいだの対人関係の基本的な仕組みがどのように実践のプラットフォームへと進化していくのかが話題となる。引き続き精神科の看護であるが、今度は慢性期病棟と病院の外での実践を舞台とすることになる。

次の章に進む前にもう一度整理すると、実践のプラットフォームは患者と看護師が話しあうなかで自発的にルールを決めてゆくという運動のことを指していた。この運動が外から課される制限や規則に対してすき間を作る。これは同時に、看護師にとっては医師から出される指示というヒエラルキーの構造にすき間を作って、自発性と責任をもつ行為主体を生み出す運動でもある。患者の視点からは、少しでも快適さを確保すること、享楽の主体を確保することが問われている。看護師は方法的に患者の視点に立つことでこの共同作業をなすのである。

第Ⅱ部　プラットフォームの作り方と対人関係

第四章　患者さんが慕ってくださる
――重度の統合失調症患者との共同体としての病院

第Ⅱ部では、実践のプラットフォームのなりたちを問う。と言ってもなにか特別なことではない。看護実践の場合プラットフォームの基盤にあるのはそのつどのケアの構えであり、とりわけどのように患者と関わってゆくのかという対人関係の持ち方である。このことはおそらくどんな場面でも変わらないであろう。それぞれの看護師、それぞれの病棟に応じて対人関係の取り方に違いは出てくるであろうし、そこからプラットフォームが組み立てられる成り立ちもことなるであろうが、基本的な方向性は共通すると思われる。

以下では患者との関係の取り方を磨いていくことが、実践のプラットフォームへと生成してゆく。個別の例であって他のやり方も当然あるわけだが、例を挙げておけば他の場面でも発見しやすくなるであろう。第四章では精神科の病棟での看護、第五章では、精神科訪問看護の例を用いる。看取りを話題とする第Ⅲ部でも、対人関係からプラットフォームへの発生過程は議論されるので、これは以後一貫する主題である。

1　患者さんが「慕ってくださる」

慕ってくださる——患者さんとの関係の取り方

高木さんは、千原さんと同じ精神科単科病院であるX病院に三〇年間お勤めの女性看護師さんである（X病院に入職する前に、別の総合病院の精神科で一〇年近くお勤めになっている）。高木さんとは二回のインタビューを行い、A４で八〇頁以上の逐語録にわたって、さまざまな話題に飛びながらお話いただいている。高木さんと千原さんは日本の精神科医療が変化してゆく歴史を病院のなかから目の当たりにしてきた。高木さんの語りのなかでも断片的に拘束や暴力がゆきすぎたかつての医療に対する批判が顔を覗かせるが、表立った主題とはなっていない。しかし管理が当たり前だった時代にあって管理とは異なる共同体を作り続けるという努力が語られている。四章では主に長期入院の患者が話題となっている。

高木さんの語りのなかでまず印象に残ったのは、患者さんとの関係を「かわいい」「純粋」「情がうつる」といった情緒的な言葉で語っていた点である。「かわいい」という形容詞は他のナースの語りでも見られたが、どの人においても方法論的なニュアンスがある。これは情緒に巻きこまれてしまうことでは全くない。感情に巻きこまれてしまったら、適切な関係をとれなくなって看護に支障をきたすであろう。高木さんの場合はむしろ巻き込みに対立する戦略的な対人関係の取り方として、「かわいい」「情がうつる」という関係のとり方がある。そしてこのことはインタビューを行なっているさなかにもすぐに見て取れた。これは語りのはじめから最後まで何度も繰り返されるテーマであり、高木さんの実践の中核となる部分なので、そこから議論してゆきたい。

まずインタビューの冒頭、看護師になって精神科に配属された場面での語りを引用する。看護大学を終えた高木さんは大学の附属病院に務めることになるが、第三希望の精神科に配属され、不本意ながら勤務を始める。

高木さん　うち、お金ないから、取りあえずお礼奉公してって〔両親から〕言われて。仕方ないから、じゃあ二年はお礼奉公しようと思ってたら、精神にはまったんですよ。面白くて。すごい、何か、すごいよかったと思いました。精神科に行って。
村上　へえー、はあー。なるほど。
高木さん　うん。何か、何で合ったかって、患者さんが好きになったっていうか。
村上　ほおお。
高木さん　何か、まあ、何で好きになるかわからないですね。何か、患者さんのすごく何か、私が最初思ってた、あのー、精神だとすごく怖いイメージがあったんですね。何かこう、こう、怖いし、叩かれたりするんじゃないかと思って。でも、すごい患者さんが何か純粋っていうか、慕ってくださるというか。（一回目、四頁）

就職の際に（当時は人気がなかった）精神科に配属されてショックを受けた高木さんだったが、しかし勤め始めてみたら「患者さんが好きに」なって、「精神科にはまって」（一回目、四頁）しまったという。「何で好きになるかわからないですね」とはいうものの、だんだん自分で答えを出してゆく。
この冒頭の一節では、高木さんにとっての精神科医療の魅力が次第に明確な形を取る様子が見て取れる。彼女はまず「面白くて」と精神科を対象化しつつ感想を語る。これは高木さん個人の楽しさという体験である。次に「患者さんが好きになった」と語る。ここでは個人の体験ではなく、高木さんから患者への関係へと視点が移っている。次に「慕ってくださる」と、患者から高木さんへのベクトルが話題となる。次第に患者へと接近してゆき、関係が具体化してゆくのだ。この部分では、まず「すごいよかったと思いました」が、過去に起きた出来事で、「患者さんが好きになった」は現在でも持続する過去、そして「慕ってくださる」は現在（あるいは過去から今にいたる遍在的な真理）という風に、時間的にもだんだん近づいている[1]。

この部分をもう少し細かく分析してみよう。この引用では六回登場する「何か」という単語が目立っている。よく見ると「何か」とともに問いが立てられ、それに対して高木さんが回答を手に入れてゆくなかで、「慕ってくださる」という〈関係の具体化〉が明らかになってゆく。①まず、精神科に勤務して「何かすごくよかった」という事実を問うような問いに対して、「面白くて〔よかった〕」という答えが出される。②次に「何か、何で〔私が精神科に〕合ったかって」という理由の問いに対して、「患者さんが好きになって」という答えが出される。③そして「何か、まあ、何で好きになるかわからないですね。何か、患者さんのすごく何か、〔…〕精神だとすごく怖いイメージがあったんですね。何かこう、こう、怖いし、叩かれたりするんじゃないか」という入職前のイメージの問いかけに対し、実際には「〔患者さんが〕慕ってくださる」という答えを出して、患者を好きになる理由が示される。何段階かの問いを通して導き出される結論が、「患者さんが慕ってくださる」という関係なのである。

精神科に対するネガティブな先入観と、実際の楽しさとの対比の鮮明さは、「すごく怖い」「すごく〔…〕純粋」というように五回繰り返される「すごい」に表されている。シンプルだが、「すごい」にこそ高木さんの思いの強さが現れている。高木さんは患者さんが「好き」で、患者さんは高木さんを「慕ってくださる」。看護師になったこの瞬間に、高木さんの実践全体を貫く関係の取り方がすでに登場している。(2)

「純粋」で「慕ってくれる」というのは、一見すると情緒的な言葉遣いに見えるが、しかし実際には構造的な意味がある。人格の「純粋な」部分においてつながりを持つような人間関係の仕組みこそが、高木さんにとって大事な部分であり、しかもこれは患者の〈病気ではない部分〉と高木さんが呼ぶものと関わるからである。彼女独自の病気と健康の定義が、これからさらに明瞭になってゆく。実は右の引用でもすでに「怖い」「叩かれたり」という病気の「イメージ」に対して、健康な部分として患者さんの「純粋さ」が描かれていた。

患者が看護師を「見てはる」

高木さん　もちろんねえ、相性があって、ま、状態、悪いときとか、攻撃とかもされるんだけど、そこはもう病気の部分やから、波があるから。あのー、と、どうかな。患者さん、よく見てはるんですよ、向こうのほうが。向こうのほうがこっちを観察してるみたいな感じで、あの、うーん、どうかな。

(1)　河合翔さん(学術振興会特別研究員PD)による指摘。
(2)　この患者との関係は高木さんが何度か語った同僚に対する「気をつかって」「遠慮もせないかん」(一回目、五頁)という緊張をはらんだ関係と質的に区別される。

向こうのほうが声かけてくるんです。こちら側のしんどいときに。「どうかしたの？」とか。

村上　へえー。

高木さん　「看護婦さん、元気ないね」とかって。

村上　へえー。

高木さん　ようー見てはりますよ。で、まあ統合失調〔症〕が一番多いんですけど、精神科やから。あのー、すごいまあ、妄想があったり、幻聴があったり、も、されるけれども、妄想、幻聴があっても、それはそれで、でも、ひ、あのー、見てはいてはるんですよ。で、やっぱり日ごろの接し方でやっぱちゃんと見てはるってのはあります。だから、「最近、疲れてない？」とかね。あの、言ってくれたり、何しろもう、すごい、皆さん優しいですね、患者さんは。私はだから、もう、すごい、何か。だからずっと精神科にいるんですけど。（一回目、七頁）

私には「医療者が患者を観察し、声をかけることでケアが成立するはずだ」という先入見があった。実際看護師による「見る」「見える」がキーワードになることは、私自身のインタビューでも何度か経験した。ところがこの語りによると、患者のほうが看護師を観察し、患者から高木さんに声をかける。逆説的ながら、「〔患者さんが〕慕ってくださる」というこの逆のベクトルが成立したときにこそ看護が成立している。患者が主体的に看護師を気遣うこと、これが看護なのだと語っているかのようなのだ。[3]たしかに妄想や幻聴といった「病気の部分」があって、その部分で「攻撃」してくるのだが、それとは別に看護師のことを「ようー見てはる」。そして「最近疲れてない？」などと「言ってくれる」。高木さんに対して気遣いをしてくれるような患者からの関係の持ち方を高木さんは病気ではない、すなわち

「健康な部分」（二回目、九頁）と感じている。

精神疾患における「健康な部分」と「病気の部分」の区分けはかなり昔から言われているものである。しかし区別の仕方に高木さんの特徴がある。通常は冷静な理性が病気のさなかにも残っていることについて、「健康な部分」と語られることが多いように思えるが、[4] 高木さんは他の人への気遣いの可能性に健康さを見てとっている。人間の健康さ、あるいは人間の本質は理性ではなく気遣いだということになる。

「波がある」ときには病気の部分が健康な部分を覆い隠して暴力をふるうこともあるが、通常は、「妄想、幻聴があっても〔…〕見てはいてはる」というように、病気の部分と健康な部分は併存する。さらに言うと妄想があるからこそ、他の人への気遣いが「健康な部分」として際立ってくるということもできる。病であるからこそ、人間にとっての健康があらわになるという逆説が成立している。

私自身、似た場面を経験したことがある。慢性期病棟で参与観察をしていたときのことである。ある日社会技能訓練のセッションを見学した。六名ほどの患者さんのなかで、私のとなりと向かいに、おそ

（3）「実のところ、患者によってケアされることを許さない医療者〔ケアする人 le soignant〕は、医療者とはいえない。病者はときには精神科医以上に大きなケアの機能を果たすのである。」(Oury 2012, 142)

（4） たとえば D. W. Winnicott, “A case managed at home” (1955) in Winnicott 1978. ここで記述された事例では、せん妄状態のなかでウィニコットの診察を受けた少女が、回復の後に妹を連れて再訪し、妹にウィニコットの診察室を細かく説明する場面が紹介されている。急性期には何も認識していなかったように思われていたのだが、実は「健康な部分」で観察しており、しかも急性期にも保たれていたまだ赤ちゃんの妹との関係こそが、せん妄のさなかにも残っていた健康な部分への入り口であったことが明らかになってゆく。

らく統合失調症の高齢の女性が二人座っていた。二人は仲良さそうに雑談をしながらセッションに加わっていた。そして休憩時間になったとき、向かいの女性が「はい」と、自分の飴を私のおやつにくれようとしたのである。私がお礼を言ったところ、今度は私の隣の女性が、「先生にもコーヒー出してあげて」と看護師さんにお願いしてくれた。二人は関西の世話好きの「おばちゃん」として、私に気遣いしてくれたのである。

しかしそのような社会技能訓練の時間中ずっとこの隣の女性は、ノートをぎざぎざにちぎった切れ端になにか同じ文字を延々と書き続けていた。この常同行為は意味不明で「症状」としか呼べないものだ。その訓練のあと病棟に戻ると、この同じ女性がぶつぶつと独語をしながら私の脇を通り過ぎていった。そのときは私の姿は目に入らないかのようだった。これらの姿だけを見たら、統合失調症慢性期のかなり重たい長期入院患者だと思うだろう。しかし先ほどの会話や気遣いのような普通の人間関係も同時に保たれているのである。おそらく高木さんはこのような部分を意識的に捕まえているのであろう。

「病気の部分」のなかから「健康な部分」が開かれる転換点が「よう見てはる」である。「見てはる」「見てはいてはる」という言い回しが先の引用では四回登場する。少なくとも初めの三つは、妄想などがあったとしても「見てはる」という使い方である。「病気の部分」があったとしても看護師のことを「見てはって」、優しく声をかけてくれるという形で、「健康な部分」が開かれるのである。「見てはる」は、病気のなかでも健康な部分が作動し始める状態だ。看護師の存在が患者を触発し、患者から看護師への気遣いが生まれ、それにより健康な部分が発現するという仕方で看護が成立する。患者の健康な自発性を開く触媒として看護師が機能している。この部分について西村ユミさんから、看護師は「(患者から)見られている」ことを「見てる」のではないかと指摘があった。たしかに語りでは表面化しない看護師による「見る」働きは、次のように暗示される。

たしかにこの「見てはる」は患者からの一方的な関係ではない。「やっぱり日ごろの接し方でやっぱちゃんと見てはる」という語りの文法上の不整合に注目してみよう。この文章では「で」ではなく「を」がはいるのが自然だと思われるが、おそらくここで三重の文脈が重ね合わさっている。まず、他の場所では高木さんが困っているときやしんどいときに患者さんが「見てはる」という表現が多かった。しかしここでは高木さんの「日ごろの接し方」「を」患者が見てはるというニュアンスがある。最後に、ここでは「を」とは言わずに「で」と語られる。つまり「日ごろの接し方「で」〈関係が変わってくるから丁寧に接しないといけない〉」、患者さんは私たちのことをちゃんと見てはる」というようなニュアンスのことを含んでいる。

いずれにしても患者が高木さんを「慕う」ように「見てはる」のは、高木さんから患者への日ごろの接し方と関係があるのである。患者が看護師を慕うというゴールに辿り着くためには、看護師からの日々の関わりの蓄積が必要なのだ。たしかに明示される関係そのものは患者から高木さんへと向かうベクトルなのだが、背景となる層では高木さんから患者へのかかわりの蓄積が沈殿しているのである。

「待ってくれる」ということは次の引用に何度も登場する「〈何かをして〉くれる」という仕方で一般化されてゆく。

社会と病院の対比と空間性

高木さん　で、なかなかこう男の人でやっぱし、ご、ご家庭、ご家庭とか、社会に出てはって、やっぱり急性期にこう暴力的なことが出たら、〔社会に〕出ていけない人が多いんですよ。でもね、患者さんたちね、待ってくれてんのよ、私たちを。だからすごく、だから、外に出れないからだと思う、閉鎖で。

なんで、何ていうかな、そこはもう、男の人のほうが多くて、女子は少ないんですよ、やっぱし、もちろん。深夜〔勤務〕は女の人、できないんです。〔患者さんが〕男ばっかりなんで。でも、ま、だからといってじゃないんですけど、患者さんがね、もう、朝、もう、ごあいさつに行ったら、もう、「きょう、来てくれたん」みたいな、言ってくんの。

村上 へえー。

高木さん 言ってきてくれるんですよ。まあ、それはまあ、女の人が少ないってのもあるけど、あのー、何ていうかな、ほんで、あのー、帰るときにね、「看護婦さん、今度いつ来るの？」とかってみんな、あのー、何人かやけど、「今度いつ来るの？」って、「明日も来るから」とかね、「明日は」あのー、「夜勤だから来ないよ」とかね、あの、言ってくれるの。窓から手を振るの、みんな、もう。

村上 へえー。へへへ。あ、そうですか。

高木さん うん、それはまあ、家に帰れないってのもあるし、あれやけど、何か、すごく情が移るんです。私、情が移るタイプやから。（二回目、七－八頁）

ここで話題になってるのは、閉鎖病棟に入院している暴れることもあるような患者の場合である。別の看護師たちからは、このような人たちへの対応の難しさが語られもした。この高木さんの語りでは、患者が社会に「出る」と暴力的なことが「出る」ので「外に出れない」という状態と、「患者さんたちね、待ってくれてん」とが対比される。「出る」という言葉はさまざまな意味で使われているが、どれも患者と家庭や社会との緊張関係、葛藤を暗示している。家庭や社会においても本来は対人関係が話題となっているはずなのだが、「出る」という動詞が持つ外部へと曝されるというニュアンスからは相互のコミュニケーションは伺えない。

「でもね」という言葉をはさんで、「出る」は「待ってくれる」と対比される。患者さんは「〈看護師を〉待ってくれる」人、「〈「疲れてない？」と〉言ってくれる」人として定義されている。退院の見込みのない長期の入院で「外に出られないから」こそ「待ってくれて」る。つまり、精神疾患の入院患者であるからこそ、気遣いをする健康な部分が際立つ。「待ってくれる」というつながりを持とうとする動きは、「出る」が持つ外部への暴力的な曝露と対照される。逆説的であり地域化を推進する現在の流れとは逆行するが、「外に出られない」ことが〈他者を気遣う人〉としての「健康な部分」を産出する。

このことを語りから確認しよう。引用三行目の「待ってくれてんのよ。私たちを。だからすごく、だから」は、「だから」の理由が語られず尻切れとんぼで浮いている。しかしおそらく引用最後の「何か、すごく情が移るんです」に続いている。まとめると「外に出られないから」「待ってくれる」、「だから」「情がうつる」のだ。「待ってくれる人」としての患者に、高木さんは「情が移る」。そして患者にとっても高木さんは「きょう、来てくれたん」と〈会いに来てくれる人〉として登場している。お互いが「待ってくれる」「来てくれる」という関係で結ばれることが、高木さんにとっての看護のキーワードになっている。

「待ってくれる」とは何か。手伝ってくれる、待ってくれる、来てくれる、言ってくれるとは、すべて態度として身体が相手のもとへと赴くという仕方で、相手への気遣いをしめすことであり、そのような相手の行為を「〜してくれる」と感じるのである。[5] 論理が循環するが、健康な関係をもつとは「〜してくれる」という関係に入ることである。

患者のなかの「病気の部分」とは区別される「健康な部分」と関係するときに、この「してくれる」と「情が移る」関係は成立する。逆に病気の部分で近づいてしまうと「叩かれる」というようなことが起こる。病気と健康とのこの区分けのために、高木さんのなかでは、医学的な知識は非常に重要な意味を持っているようだ。しかも精神医学の知識を前提としつつ、診断とは関係のない「慕ってくれる」という水準で患者とかかわるためにこそ知識を用いるのである。そのために、高木さん自身は医学的な知識の重要性を何度か主張しているのだが、ところが症状に踏み込んだ話題は登場しない。たとえ重たい症状を持つ患者であっても、あたかも症状が存在しないかのように気遣う関係をもつためにこそ病気の知識が必要とされるから、知識はあくまで語りのなかで背景に退くのだ。語りの上ではあたかも普通の対人関係と日常生活が繰り広げられているのだが、実際には重度の統合失調症患者が相手であり、まさにこの「普通の対人関係と日常生活」を作り出すことが高度な熟練によるのである。

とはいえ病的な症状と人間的な関係は対立するわけではない。医学的な知識がなければ人間的な関係を結ぶことはできないからだ。「急性期にこう暴力的なことが出たら、〔社会に〕出ていけない人」と言われるように、入院によって医療の枠組みに守られるからこそ気遣いが可能になるとも言えると高木さんは感じている。病に焦点を当てる病院の枠組みのなかでこそ、病ではない部分でのコンタクトが可能になる。つまり高木さんの発想は精神医学を否定する反精神医学のようなものとは全く異なる。気遣いという健康な部分は、妄想のような病気の背後で作用しているものであり、かつ入院によって環境を整えるという強固な医療の枠を前提としているようだ（この点は地域で活動する次章の室山さんと異なる）。

それゆえ今問題になっている「健康」は、日常的な意味での健康ではない。精神の病と併存しつつ、医療の枠組みのなかで発現する「健康」なのである。病院の制度と医学知識は「慕ってくださる」健康な部分が生起するために必要となる、制度的なプラットフォームなのだ。

つまり明示的には患者が看護師を「慕ってくださる」という姿で成立している看護は、その背景に、看護師による「日ごろの接し方」の蓄積と、医学の知識と病院制度を前提としているのである。高木さんの病院では、カルテに患者の状態が分単位で克明に記録される。(6) そしてこの記録は医学的な視点からの記述であり、それを看護師は相互に参照する。ところが、患者の「健康な部分」、生活に関わる部分はカルテに記載されることはなく、看護師間の会話のなかで伝達されているそうだ。

医療制度のかっこ入れ

高木さん　あの、もう本当に廊下を徘徊してるだけで、で、〔手を振り上げるジェスチャーをしながら〕ときどきこんなするから「あの子ちょっと怖いわ」みたいな感じの子が、なんか私が困ってたらバーッと来てなんか一緒に引っ張ってくれたりね、あの、「えー」って。「いやー、ありがとう!」って言ったらまた黙って歩くだけなんですけど、「いやー助かったわ」でも必ずね、「いや、助かったわ。あ

(5)　高木さんへのインタビューのなかで、若いころアルバイトに行った西成の病院で、日雇い労働者がなけなしのお金で蜜柑やかりんとうをプレゼントしてくれる場面が登場する。これはもののプレゼントだが、そこでもものの贈与よりも、そのような態度が重要である。

(6)　同じ病院でフィールド・ワークした篠塚友香子さん（大阪大学大学院）による教示。

りがとう」って言うようにはしてたんですけど。「えー」って、あの、うん。あの、だから全然こう全く無関心じゃなくて、視野のなかには入ってるんでしょうね。あの常同行為みたいな感じで徘徊してる人が、それは私も何回か経験してる。びっくり。だから私の友達も言うんやけど、その、あんまりしゃべらなかったり、固まってじっとしてる人とかでも、やっぱりどっかで見てはるし、それ言うじゃないですか、耳は聞こえているから。だからやっぱし、やっぱしこう日ごろからどんな人でも丁寧に、あの、接しとかなあかんねって。聞こえへんからと思ってね、乱暴なこと言うてたらあかんなと思って、それは思います。ま、普通にはしてるんですけど、あの、声かけするときにね、粗かったりしたらあかんなと思って、すごい。(二回目、一三頁)

徘徊しているばかりでスムーズにコミュニケーションが取れない「あの子ちょっと怖いわみたいな感じの子」でも、高木さんのことを「見てはる」。病のなかからの健康な部分の発現は、二回の「えーっ」と「びっくり」で、驚きを持って語られるほどコントラストがあるのだ。この「えーっ」という驚きは本章冒頭の、一回目のインタビューでの「すごい」と同じような位置を持つ。そして高木さんが困っているときに患者は「バーっと来て」助けてくれる。徘徊していても「見てはる」ということは、徘徊する病気の部分の背後で健康な部分がつねに働いているということを示している。いざというときに高木さんを助けてくれるということは、ふだん一人で徘徊しているときにも潜在的には「してくれる」という関係をすでに高木さんと結んでいるということでもあるのだ。

一見すると重い症状のなかに沈んで周囲とのコンタクトが取れないように見えたとしても、「どっかで見てはる」という患者自身の力によって潜在的には「健康な」関係が成立しているということになる。

「どっか」とは患者に潜在する「健康な部分」の場所である。つねに健康な人間関係が潜在的には働いているから（とはいえ出現したときには驚いてしまうほどに潜在的なのだが）、高木さんは「ありがとう」といい、「やっぱりこう、日ごろからどんな人でも丁寧に、あの、接しとかなあかんね」と考えるのだ。私が看護部長の方にこの病院を案内していただいたときにも、廊下に座って独り言をつぶやいている患者さん一人ひとりに丁寧に挨拶されていたのが記憶に残っている。

この引用では「見てはる」から「聞こえる」に移行する。見ているようには見えないけれども「どっかで見てはる」と言いかけてから、「耳は聞こえている」と言い換えられる。ここでベクトルの変更が行われる。この「聞こえる」は高木さんからの声かけと接し方を聞き取り理解するということであろう。つまり「見てはる」という患者から高木さんへの気遣いは、やはり高木さんからの接し方の蓄積を潜在的なプラットフォームとしているのだ。ふだんの高木さんの言葉遣いが「聞こえている」から、高木さんが困っているのを「見て」助けに来てくれるのだ。

ここで二回登場する「やっぱし」が彼女の看護のロジックを表現している。一回目の「やっぱし」は、病気の背後に健康な部分が「やっぱし」必ず（しかし全く見えない仕方で）控えているという潜在性を示している。二回目の「やっぱし」は、健康な部分が控えているから「やっぱり」「丁寧に、あの、接しとかなあかん」のである。まとめると、病でも「やっぱり」健康な部分があり、だから「やっぱし」丁寧に接する必要がある。この二回の反転を経て看護が成立してゆく。

アルバイト先で入院していた貧しい日雇い労働者の人たちと高木さんが同じ交流をしていることからも、情のある関係は、精神疾患とは関係のなく、誰とでも人間としての水準で成立するものであることがわかる。つまり医療だからこそ成り立っている強固な枠組みのなかで、しかし制度や職業役割をかっこに入れることで可能になる。〈医療制度のなかで医療制度をかっこに入れること〉そしてそのなかで〈「慕ってくださる」というベクトルの関係を作ること〉が、高木さんの看護のプラットフォームとなるのだ。

もう一度おさらいするとプラットフォームとは、実践のスタイルがそれに則って展開する時空間構造や対人関係の持ち方などの枠組みである。通常は、無自覚的で意識の背景に退いている。高木さんはあたかもここが病院ではないかのように語っている。しかしこの身振りはまさに病院において可能になる振る舞いである。このような看護のプラットフォームのもとで、さまざまな高木さんの看護実践のスタイルが成立していく。高木さんの語りは長年の実践の様々な時期が入り乱れながら語られ、しかもどの病棟で勤務していても本質的にはすべて同じスタイルに貫かれていた。言い換えると、時間に沿った変化や進歩を語る形式にはなっていなかった。[7]「慕ってくださる」というスタイルは冒頭で見たように早い時期に成立し、これから調べてゆく高次の仕組みの積み重なりの基盤として作用し続ける。そしてもちろんこのスタイルの積み重なりは、スタッフや患者との共同作業でもあり、かつ病院の文化の歴史とも浸透してゆく。

もう一つ強調したいのは、高木さんの実践のプラットフォームは「慕ってくださる」というような言葉に端的に表現されるように、独特の対人関係の取り方によってできあがっているということである。実践のプラットフォームはおそらくつねに対人関係の作り方、共同性の様態でもある。

医療制度をかっこに入れることで、医療者と患者の立場もまた仮にかっこに入れられる。そのため「同じように生を受けて」（一回目、二一頁）という意識が起点となる。あらゆる社会的属性をかっこに入れたときにも残る人間としての共通性の水準での関係がこのようなつながりの可能性だというのである。これは制度内で制度をかっこ入れする方法的な操作であり、このかっこ入れによって成り立つような、そういう人間関係が要請される。〈制度内で制度をかっこに入れる〉ことではじめて〈病の背後の健康な部分〉が浮かび上がるのであり、両者は連動している。言い換えると、制度をカッコに入れてプラットフォームを作るのである。

そして病院の規律も、この「健康な」関係を成立させるために必要なものは重視する一方で（二回目、一〇頁）、情を不可能にする規律は批判する（それゆえ、きびしすぎる同僚を高木さんは批判する）。規律は抑圧の装置ではなくて、人間としての水準で関係を発見するための保護装置なのである。「慕ってくださる」「好きになる」という形で表現される気遣いの関係が大事なものとして感じられている。そのために高木さんは同僚にも「情のある人」を求めるのである（二回目、三、一〇頁）。

高木さん　まあ、今もずっと好きやってんのはやっぱその患者さんの看護観が一緒の人とはもう今もずっと仲良くしてるんですけど。そんな感じで。
村上　その看護観が一緒っていうのは。
高木さん　やっぱしあの、患者さんに、それこそ患者さんと仲良くなれるというか、看護はやっぱし、情のある人ですね、はっきし言って。うん、情がある人は好きですね。（二回目、三頁）

（7）篠塚友香子さんは、つねに患者からの触発によって同じ看護のスタイルが作動するために、一見すると無歴史的な語りになるのではないかと指摘していた。

スタッフ間の共同性の作り方がこのあとで問題になるが、その基盤にこの「情のある人」の共同性が据えられている。ここには医療制度を管理の手段として用いることに疑問を抱かない人への批判が潜在している。

2　新たな共同性の作り方

一緒に楽しむ

情のある「健康な部分」との関係が高木さんの核となる態度である。この〈制度のなかで制度をかっこ入れする〉という方法のさらに一歩先の、具体的な戦略は「一緒に」という言葉で表現される。次は開放病棟での長期入院の患者が話題となる。

高木さん　で、結構患者さんと仲よかったですね、私。自分の患者さん、かわいがるから。ほかの患者さんとも結構よく話して、開放病棟やったんでね。

村上　はい。

高木さん　あんまり、そのー、手がかからないというか、もう半分ぐらいは作業というか、作業される方だったんで、結構話も。

村上　ほうー。

高木さん　うん。いつもあのー、こんな感じやから、こう話すでしょ、職員同士でも。で、患者さんもいて、楽しそうな顔見れるしね。一緒に話しましょうって井戸端会議して。そんな感じで。もう、

イケイケで。もう、詰め所もいつでも入れるし、みたいな感じで。（二回目、二九頁）

健康な部分でのつながりの一つは「慕ってくださる」であるが、もう一つは「一緒に話しましょう」であり、そのときの場を支配する空気が「イケイケ」である。空間的にも、「〔患者さんも〕詰め所もいつでも入れるし」というかつての病棟慣習が、「慕ってくださる」から「一緒に」へとつなぐ装置となっている。前節の「〜してくれる」と今回の「一緒に」の連関は次の引用からわかる。

高木さん　ほんならなんか全然怖いこわもての人がピューッと来てくれて、ま、〔私も〕女の人やから年取ってても女かなあ、全然手伝ってくれてる。話もしたことないような人。「えらいわー」と思って、いつもなんか「ありがとうございました」ってお礼に行ってたんですけど。

村上　へえ。

高木さん　ま、それがどうか分からないんですけど、ま、患者さんにはね、だからすごい助けられて。だから精神科の患者さんってもちろん病気の部分はあるけど、病気じゃなくて健康な部分、昔からあるでしょ、健康な部分に働きかける。で、あのあんまりしゃべらなくてもなんか、なんか冗談言うてたらやっぱ手を叩いて笑ったり、そんなときはやっぱとらえるかチャンスを、「今笑った！」とか言って。あの、うん、それは感じますね。私がこんなんやから看護婦さん同士で楽しくしゃべってたら、あの、すぐバーッて怒る慢性期病棟の患者さんでもよう見てはるよ、患者さんは。「いや、きょうは仲良しで楽しそうね」とか言ってくるんですよ。ほんならもうすぐ窓開けて「一緒に話しましょう」って「いらっちゃい！」つって、「井戸端会議しよう」とか。〔患者さんが〕「えー！」とか言いながら

来て、看護婦といっしょにしゃべったりして「入れたげる」つって。（二回目、一四頁）

この引用の話題は前節で話題にした患者が「助けに来てくれる」関係を利用して患者の「健康な部分」への働きかけをまず語る。そしてそこから経由して、「一緒に話しましょう」という「井戸端会議」に進む。とすると、健康な部分でのつながりは、一方では「慕ってくれる」という患者からの気遣いであるとともに、他方では患者と看護師が〈共に楽しむ〉という側面でもあることになる。看護師が楽しくしている場面に誘われて、患者が声をかけてくる。看護師が楽しくすることが患者の健康な部分を引き出し、惹き付けるのだ。

「手伝ってくれてる」から「一緒に」へと連続するロジックを確認しよう。「手伝ってくれる」は、「怖いこわもての」患者が、何かのトラブルの際に「手伝ってくれる」のであった。「一緒に」は、「あんまりしゃべらな〔い〕」病気の患者も、「なんか冗談言うてたら」というきっかけで、「笑ったり」する、あるいは看護師の雑談に対して「よう見てはる」から「楽しそうね」と声をかけてくる。今回は笑いが健康な部分を表現しているものの、ある〈きっかけ〉を媒介として病気の部分から健康な部分を発見するという同じプロセスなのである。

そして〈きっかけ〉そのものも、看護師のなかの「困ってる」や「楽しそう」といった（医療から外れる）部分を、患者が「見てはる」ことなのだ。制度のかっこ入れはここでは意図的なものではなく、トラブルや笑いといった非意図的な出来事を通して実現する。そしてやはりここでも患者からの声かけが起点となっている。先ほどから確認している通り、潜在的には看護師からのかかわりの蓄積が控えるとしても、表立つ主体は看護師ではなく患者なのだ。患者が医療のなかで医療から逃れる部分を発見したときに高木さんが目指す看護が実現する。

もしかすると「慕ってくださる」と「一緒に」は、性差と関係しているかもしれない。高木さん自身、「年取ってても女かなあ」と語っているように、助けてくれるのは男性患者であり、一緒に井戸端会議をするのは女性患者である。(8) 精神科病棟では慣習的なジェンダー役割が大きな意味を持つ、と控えめに言っておくことはできる。ただし、このあとで男性と一緒に作業をする場面は登場する。

さらに、ここでも二回連続して使われる「やっぱ」が、健康な部分の存在を表現する。先ほど、病の人でも「やっぱ」健康な部分を持つから「やっぱり」丁寧に接するという語りに注目した。今回も、「しゃべらなくても」「冗談言うてたらやっぱ手を叩いて笑ったり」と病でも「やっぱ」健康な部分があり、さらに「そんなときはやっぱとらえるかチャンスを」と、「やっぱ」健康な部分でつながりを作るのである。二回の「やっぱ」は、先ほどの「やっぱし」と全く同じロジックになっている。

このとき看護師の役割は、「今笑った!」と、「チャンス」を捕まえることである。笑いは健康な部分が開かれていることのシグナルである。このシグナルをチャンスとしてつかむことで一緒に楽しむことができるようになる。「一緒に楽しむ」ことは健康な部分でつながることとリンクしている。看護師は、患者の潜在的な健康を発現させ摑まえる触媒なのだ。「慕ってくださる」というような基本となる対人関係のスタイルから出発して、「一緒に楽しむ」という共同体を作ること、これが高木さんにとっての実践のプラットフォームとなっている。

---

(8) 横山春香さん(大阪大学卒業)の指摘による。

高木さん　で、あのー、その、同じように生まれて、ここでもう、本当に半生過ごされて、と思ったらね、あのー、せめてその、自分が勤務してるときには、あのー、ちょっとでも楽しいこと経験していただけたらみたいな感じで勤務する。（一回目、二二頁）

高木さん　そういうのはね、もう、うん。そういうの、してますよ。あのー、それはもう、どこの病棟でもね、やっぱ、老人病棟とかするんだけど、あのー、取りあえずこう、楽しいことをちょっとでもきょう、共有、共有したいみたいところがあって。（一回目、二二頁）

まず二つ目の引用で、「楽しいことを」「共有したい」と語られていることに注意しよう。「共有」を通してこそ「楽しいこと」が成立するかのようである。楽しさにとって「一緒に」「共有」するという共同性の側面は、本質的なのであり、共同体にとっても楽しさが重要なのだ。楽しむことが実践のプラットフォームを導く重要な力であることは、本書で再三強調することである。

「本当に半生過ごされて」と言われている。あまり引用していないが、高木さんの語りのなかでは、病の苦痛や長期入院の苦しさについて多く語られている。社会生活を送ることができない患者は、場合によっては数十年間病院で過ごすことになる（長年入院してから年をとって身体疾患が重くなった患者の転院の準備については語ってくださった）。入院患者と「楽しさ」を共有することは、長期の入院や大きな苦痛との対比のなかで理解しないといけない（「せめて〔…〕ちょっとでも楽しいことを」なのだ）。先ほどの「慕ってくれる」という健康な部分は、病院への隔離のなかで可能になる関係であり主体であった。ここでも〈一緒に楽しむ〉は入院による隔離と対照をなす。「せめて」「ちょっとでも楽しいこと」を共有するという対比になる。

「同じように生まれて」と言われている先ほどの引用では、社会的役割をかっこに入れて健康な部分で高木さんと患者がつながる可能性に関わっていたが、今回は「同じように生まれ〔たのに、病院で〕半生過ごされて」という含意なので、病や社会的状況の重さに焦点がある。是非はともかく「本当に半生過ごされて」退院の見込みのない患者の場合、病院は治療の場とは考えられていないのであろう。このとき病院は、治療の場ではなく、生活の場であり病の背後にある健康な部分を開く場であり、病の苦痛を生の楽しさへと反転することをその機能とすることになる。治療が問題にならず、しかも長期間入院するときには楽しさの創出こそが、長期入院において可能なケアとなる。つまり「一緒に」「楽しむ」というのはコミュニケーションを取るという看護技法の問題でもあるし、治療的ならざる看護を作り出す上でも重要なのだ。

3 「継続的なシステム」

一緒に行う

「一緒に」は〈制度のかっこ入れ〉から一歩進んだ〈制度内制度〉の出発点ともなる。ここで高木さんはいままでの「慕ってくれる」と「一緒に楽しむ」というプラットフォームを核にして、もう一度行為の関係を（今度は戦略的に）作り出す。次の引用でも、開放病棟の入院患者、退院してから訪問看護を受ける患者、外来で作業療法に通う患者といった、さまざまな患者と一緒に外に出かける場面である。おそらくかなりイレギュラーな営みである。

高木さん　開放病棟の方はね、あのー、必ず、あのー、〔退院されたら〕訪問看護、行くので。

村上　はい。

高木さん　あのー、退院され、その、訪問看護行かなあかんので、行ってました。〔…〕二人か三人、受け持ちがあって。

村上　ああー、それも面白そうと言っていい…。

高木さん　うん、面白かったです。楽しかった。ほんで、自分の病棟で持ってる患者さん?も、三人ぐらい自分の担当もいるし、退院した人もいるので。私、自分の患者さんでグループ、また作るんだよね、三人ずつぐらいで。

村上　ほう。

高木さん　三人ずつぐらい持った人は、患者さん、一〇人ぐらいで、ずつぐらいで作ると四つぐらいあるんで、で、その、それこそあの、外出して。ど、どっか行こうかっつって。うん。お買い物行ったりするに、私、あのー、訪問看護に行ってる患者さんも呼んで、一緒に行ってた。

村上　なるほどー。なるほど、なるほど。

高木さん　「行かへん?」とか言って、うん、行ってましたよ。もう、巻き込むの、みんな。お友達にもなるし。

村上　いいですね。うん、うん。

高木さん　で、作業棟も来てはったりしたら、うち、開放病棟のほうでも作業棟から顔見知りにもなるし。ったら、調子悪くなったら、〔病棟に〕いつでも入る、入ったときに顔見知りになってるから。

村上　ああ、そっか。それいいですね。

高木さん　それいいでしょう。みんなと一緒でしょ、ここ、今の入院してる人が退院したら、病棟の看護婦さんは大変やから、いや、うれしい、みたいな感じで。それもまあ、マネジメントになるのかな、とか言って。フフ。（一回目、二七‐二八頁）

「行かへん？」という声かけは、看護師と患者の「健康な部分」でのコミュニケーションを開く。語り全体を通して「？」と疑問文で声がかけられる瞬間に、健康な部分でのつながりが開かれることが多いようだ（「！」についても同じことが言える）。他の引用で登場する「？」も同様である。

「一緒に」は今回の引用でも「楽しかった」という享楽に繋がる。私が「面白そう」と言った言葉に対して「楽しかった」と高木さんは受けているので、「楽しい」ほうがしっくり来るのだろう。「面白い」は外から観察しているが、「楽しい」は出来事の内側で経験している。そして繰り返すが楽しむことこそがプラットフォームを駆動している。「楽しい」のほうが「一緒に」というニュアンスを持つ。さらに楽しいだけではなくリハビリの活動を一緒につくりあげてゆくという共同作業の側面が強調される。

ここではつながりが複雑化している。今回の「一緒に」は、ふだんは異なる場所にいる異なる立場の人達（通院患者、入院中の患者、病棟の看護師、訪問看護の看護師など）が一緒に作業することであるがゆえに、異なるセクションをつなぐことでもある。この働きのことを高木さんは「巻き込む」と表現している。言うまでもなく、患者と看護師のあいだの病的で感情的な巻き込みとは異なる出来事である。共同の行為を創りだす運動であり、以前登場した「イケイケ」と近いニュアンスを持つ。ここではさまざまな人が共に楽しむ共同体を作りうる運動性がプラットフォームとなっている。

「顔見知りになる」「お友達になる」というように、閉鎖から開放病棟へと移り最後には退院してゆく患者も、さまざまな病棟間で異動する看護師も、交流を保つことで、時間的にも空間的にもさまざまに交差したネットワークができている。そして、様々な部署に散っているスタッフと患者が再び出会うことで、病院全体が〈制度や建物としてではなくお友達として〉有機的な統一体となってゆく。高木さんが語る「病院」とは、「一緒に」が結晶化して制度化した状態のことである。既成の医療の規範のなかで、自覚的に別の「システム」を作っていくことを高木さんは〈お茶目に〉「マネジメント」と呼ぶのだ(9)。医療制度としての病院を前提とするからこそ、大きな制度から少しずれたところで「一緒に」が「システム」として機能する。〈制度をかっこに入れ〉たあとで〈制度内制度〉が作られる〈正確には、規範としての制度のなかに登場する自発的なプラットフォームである〉。

この有機的な連結は、次の引用のように児童外来でも行われているので、〈自覚的に語られたわけでもないがしかし〉偶然のものではない。

高木さん　うん。それと、それ以外にも、去年まではね、病棟から男の人も全員ちょっと来てもらってたの。外来の、あのー、勉強してもらってたんですよ。来てもらって。で、あのー、何人か、やっぱ、動ける人が要るので。外来のことが〈分かる人が〉。

村上　はい、はい。

高木さん　で、病棟から〈上の階にある〉外来に上がって何がいいって言ったら、あの、退院された子どもさんが来るんですね。あの、施設、施設に帰る方も結構いるので。で、すごい喜ぶんですよ。子どもさんが、病棟の看護婦さん見て。

村上　ああー、それ、そうですね。うん。

高木さん　だからもう、それはすごい、何か、絶対私、これはいいと思うんで。あのー、「何でここにいるん?!」とかってパアーッと喜ぶからね。で、もう、病棟の看護婦さんも「どないしてるか?」って言って。あのー。

村上　ああ、そうなんです、うん、うん。

高木さん　うん、うん。だから、そういうシステムは、結構、あのー、いいと思って、去年までやってて。（二回目、一六 ‐ 一七頁）

かつて入院時に世話してくれた看護師に子どもは外来で再び出会う。そのような再会により、患者にとっての病院は継続的な人間関係の場となる。看護師の循環は、看護師同士をつなぐだけでなく、地域の患者を病院へと人間関係でつなぎとめる。先ほど問われた健康な部分でのつながりが、こうして「システム」として制度化されるのである。面白いのは、「男の人」なのに「看護婦」と呼んでいることだ。高木さんは情のある関係を結ぶ場面では「看護婦」、制度的には「看護師」と使い分けているようだ。[10]

このシステムが意味を持つのは、子どもが「パアーッと喜ぶ」からである。このシステムは、上からの法や命令によって決まるのではなく、「喜ぶ」「気持ちいい」といった参加者の楽しみによって支えられる。健康な部分でのつながりを可能にし、楽しさを可能にする装置として内発的に形成されたシステ

（9）大村佳代子さん（三重県立看護大学）の指摘による。本来マネジメントとして要請されている職務とは異なる、自由な活動を「マネジメント」と呼んでいる。

（10）ある学生からの指摘。

ムは意味を持つのである。高木さんは「すごい〔…〕いいと思うんで」「すごいプラスやと思って」（一回目、一七頁）と、能動的にこの看護師を循環させるシステムを作っている。

ローカルなシステムづくり

先の引用で高木さんは「システム」という言葉を使っている。既存の医療制度のなかで自発的に組み立てられる業務の仕組み〈制度内制度〉が「システム」である。つまり長期にわたって医療の質や患者の生活の質を改善する、そして長期にわたって有機的に関係を作っていく持続的な仕組みを自発的に作ることに関わる。第1節での「慕ってくださる」と「一緒に」は、〈医療制度のかっこ入れ〉と表現できる自然発生的なスタイルのプラットフォームだった。これを更に一歩進めて能動的に組み立てたのがこれらの人間関係の「システム」である。

次の引用では、看護師と患者が一緒に掃除をする仕組みが「継続的なシステム」と呼ばれる。作業療法のグループ、小児科の看護システムに続き三つ目のシステムである。

高木さん　あのー、私が〔慢性期の閉鎖病棟に〕行ってから、結構いろんなことを変えたりしたんだけど、何ていうかな。ものすごく汚い病棟なんですよ。はっきし言って、あの、男ばっかし四、五～六人おって。ドロドロで。だから、女性スタッフと看護助士さんと、私行ってから変えたのは、うんと、週に一部屋、二部屋ずつ、おふ、お掃除していく、患者さんと一緒に。

村上　ああ、なるほど。はあー。

高木さん　で、患者さんも一緒に。それ、やりはじめたら、二カ月に一回ぐらい、こう、回るでしょ。

で、やっぱり統合失調〔症〕の人ってだんだんこう、自閉的で無為になっていくから、すっごい汚いの。もうツメも伸び放題で。でも、部屋も汚くて。

でも、そんな人でも、三回目ぐらいに、まあ、いってもまだ汚いんだけど。あの、こないだは私は、一緒に呼んで、するんだけど、「どう思う?」って「片づけするのとしないの、どっちがいい?」って聞くんですよ。したら、患者さんがね、掃除したほうが気持ちいいって言う。〔…〕で、うん。〔何年かたって〕こないだもあの、循環のとき、当直もあったら、その掃除してて、で、若い子がね、若い看護師さんが、「これ、〔高木〕副師長のときから始めたんですけど、まだやってます」って言ってくれたんで。システムが残ってたんで、うれしいなと思って。（一回目、九頁）

高木さん　だから、看護長も巻き込んで、あのー、朝のときに看護長に「きょうは〔やっても〕いい〔よ〕」って言われたら、「きょうはあのー、火曜日だから、何号室と何号室に行くから、ごはん食べて検温終わったら、できるだけ自分でしといてください」っつって看護長に言ってもらって。それからもし汚れがあったら、バケツとぞうきんと持って、で、「何号室の人、帰ってきてねー」っつったら。で、「ほかの人もできたら自分でしてっ」つって言って、重点清掃とかっていうのがあって。ちゃんと帰ってきて、一緒にやって。看護婦さんと。まあ、だいたい汚くなるからね。

村上　ほうー。

高木さん　長いこと、ほら、二〇年、三〇年入ってる人とかいるから。まあ、そういう、こう、ささいなことやけど、まあ一つ、一歩ずつやし、職員もそこで、まあ。まあ、継続的なシステムですよね。それはまあ、看護でやることやから。そこの部署、そこの部署でやること考えるんやから。（一回目、

一〇頁）

もちろん部屋が汚くても良いのだが（第五章）、問題はそこではない。明文化されたルールでもなく、上から押し付けられた規範でもなく、「そこの部署、そこの部署でやること考えるんやから」と自発的に始まった看護師と患者の共同作業の仕組みであり、それが職員の人事異動や患者の入退院で人が入れ替わったとしても伝承され継続してゆくのである。「システム」とは、患者と看護師の自発的な共同作業の仕組みであり、かつ「継続的」に伝承されて未来へと広がっていくものである[11]。

先ほどの小児科でのシステムを支えるのは子どもが「パーって喜ぶ」であった。ここでの掃除の場合も「掃除をしたほうが気持ちいい」という患者の享楽がシステムを支えている。「楽しい」ことを一緒にすることにすべてはつながっている。患者の享楽、「健康な部分」を作動させる内発的で自覚的な仕組みのことを高木さんは「システム」と呼ぶのである。とすると、本章冒頭からの議論は全て積み重なっていることになる。そしてこのシステムは、病院の規範と齟齬を起こさない形でスムーズに、しかし別のものとして働くシステムである。社会的な既成の規範的な制度とは別のオルタナティブな自発的プラットフォームである。

さらにいうと、この共同作業のシステムそのものは意識されているものであるが、その背後には「慕ってくださる」「一緒に」という言葉遣いで暗示されていた、はっきりとは自覚されていない行為のプラットフォームが横たわっている。一緒に楽しむという関わりは意識はされているものの、それが行動の指針として自覚されているわけではない。あくまで暗黙の仕方で働くこのような対人関係の構造は、システムを成り立たせる背景となるのである。

このデータから私が学んだ理論的な側面は、①「慕ってくださる」という対人関係の基本的な構えが共同体の核となること、②楽しさや気持ちよさがプラットフォームを導く力となること、③〈制度のかっこ入れ〉といえるような奇妙な実践のスタイルがありうること、④そして〈規範的な制度のなかの自発的な制度〉、上からの規範的な制度に代わる自発的な〈ローカルでオルタナティブなプラットフォーム〉と呼びうるものにもいくつかの段階があるということだ。最後の点について言えば、まず無自覚な水準の時空間構造や対人関係の構造（高木さんの場合、「慕ってくださる」という対人関係の取り方）があり、次に自覚されることもあるが自発的で自然に成立するスタイル（ここでは「一緒に」）があり、最後に高木さんが「システム」と呼んでいる、能動的で意識的に作り上げた仕組みがある。これらはすべて既存の社会的法的な医療制度とは別の仕方で働き、しかも医療制度の作動を支えるのである。

さて高木さんの実践は精神科病院の強固な制度を前提としたものであった。もしもこの病院という枠組みを取っ払ったらどのような実践が可能になるのか、それが次の章の室山さんの問いかけである。

（11） 自発的に「システムが残ってた」というのは、まさにメルロ＝ポンティが制度について語った、未来の出来事の可能性を開く非人称的な場としての制度である（Merleau-Ponty 2003）。彼は制度の例として歴史を挙げてるが、高木さんの「システム」はその良い例となるだろう。さらに、ひとつの組織において複数の制度の層があることは、本論の発見であろう。

第五章　仙人と妄想デートする

――地域における重度の統合失調症患者のホールディング

治療者には何か分からなくとも、彼ら〔統合失調症患者〕にはどこか魅力があり、それが人をひきつける力を持っていることを念頭に置くべきである。（中井久夫）

1　ACTについて

二一世紀に入り、日本の精神科医療も遅ればせながら地域移行の流れが制度的に保証された。いまだ長期の入院患者の数は多く[1]入院中心の制度設計が残り、管理と拘束の歴史の名残もとどめているが、今後地域化の流れが加速するのは間違いない。以下は精神科看護師室山さんのインタビューの分析である。

（1）　平均入院日数三一三日（平成二〇年、ＯＥＣＤ加盟国中一位）。一年以上の入院患者が二〇万人を超える。一〇年以上の入院患者が七・三万人。http://www.mhlw.go.jp/shingi/2010/05/dl/s0531-14c_2.pdf（二〇一六年二月一二日確認）

ここでは統合失調症の在宅支援がどのように組み立てられているのかを見てゆく。自宅での生活を中心に支援を考えたときには、統合失調症の描像自体も（症状を中心とした精神医学の描像とは）大きく変わってゆくであろう。

室山さんが勤務するＡＣＴ（包括型地域生活支援プログラム）とは、自立が難しい重い統合失調症を対象として地域での生活を支援することをとくに目的とする、精神科医、看護師、精神保健福祉士、作業療法士などからなる多職種チームによる二四時間対応の組織である。自力での衛生や栄養・安全の確保や財産の管理などが難しく、自傷他害のリスクがある人を主要な対象としている（三品 2013）。アメリカで一九七〇年代に始まった試みが三〇年遅れて二〇〇三年に実践研究として導入され、二〇〇四年からは京都に民間のＡＣＴ－Ｋが立ち上がった（高木 2008）。二〇一五年一月現在日本全国で二〇のチームが活動している[2]。

女性の看護師室山さんはＡＣＴの黎明期から実践に関わる看護師である。本論全体の流れは、孤独な状態に陥っている重篤な患者といかにして関係を作り、そこから社会のなかでの活動へと踏み出す手伝いを行うことができるかというシンプルなものであるが、その過程のディテールに本論の関心がある。

さきほどの高木さんの場合は、精神科病棟の特質を活かした上で、患者の自由と享楽をいかにして確保するかということを課題としていたが、室山さんはそもそも自由を奪うことになる入院を可能な限り拒む形で、重度の精神障害者たちが地域でいかに暮らし自由を確保するのかを問う。ただ、奇妙なことかもしれないが、二人の核にある構えは、それほど違うものではないように私には思える。

人文書院
刊行案内

2025.7

紅緋色

映画が恋したフロイト

岡田温司著

精神分析と映画の屈折した運命

精神分析とほぼ同時に産声をあげた映画は、精神分析の影響を常に受けていた。ドッペルゲンガー、パラノイア、シェルショック……。映画のなかに登場する精神分析的なモチーフやテーマに注目し、それらが分かち合ってきたパラレルな運命に照準をあわせその多彩な局面を考察する。

購入はこちら

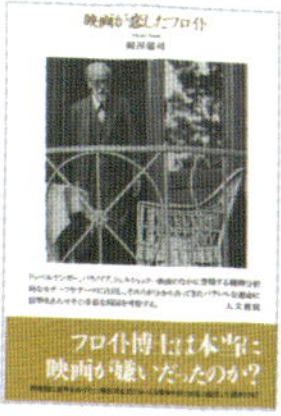

四六判上製246頁　定価2860円

ネ

女性

すべて
己責任化
フェミニ
ムの出現とは？果たして
主義的な
それはフェミニズムと呼べるのか？アメリカ・フェミニズムのいまを映し出す待望の邦訳。

購入はこちら

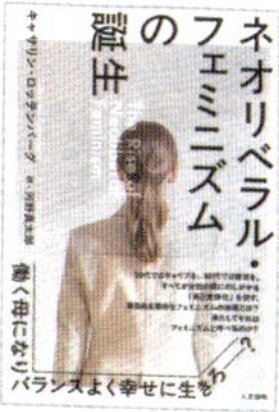

四六判並製270頁　定価3080円

〒612-8447 京都市伏見区竹田西内畑町9　T
http://www.jimbunshoin.co.jp/ 【X】@jimb

40円

人文学のための計量分析入門
——歴史を数量化する

クレール・ルメルシエ／クレール・ザルク著
長野壮一訳

数量的研究の威力と限界

数量的なアプローチは、テキストの精読に依拠する伝統的な研究方法にいかなる価値を付加することができるのか。歴史的資料を扱う全ての人に向けた恰好の書。

購入はこちら

Now　Printing

四六判並製276頁　定価3300円

普通の組織
——ホロコーストの社会学

シュテファン・キュール著　田野大輔訳

「悪の凡庸さ」を超えて

ナチ体制下で普通の人びとがユダ
人の大量虐殺に進んで参加したの
なぜか。殺戮部隊を駆り立てた
な要因——イデオロギー、強制
仲間意識、物欲、残虐性——の
を組織社会学の視点から解明
ホロコースト研究の金字塔。

購入はこちら

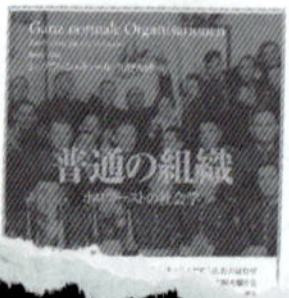

四六判上製440頁　定価

オリベラル・フェミニズムの誕生

キャサリン・ロッテンバーグ著
河野真太郎訳

たちの選択肢と隘路

が女性の肩にのしかかる「自
」を促す、新自由主義
ズムの

。スマートフォンで各
記QRコードでご確
／楽天ペイ／代金引換
EL 075-603-1344
unshoin（価格は10%税込）

新刊

英雄の旅

—ジョーゼフ・キャンベルの世界

ジョーゼフ・キャンベル著
斎藤伸治／斎藤珠代訳

偉大なる思想の集大成

神話という時を超えたつながりによって、人類共通の心理的根源に迫ったキャンベル。ジョージ・ルーカスをはじめ数多の映画製作者・作家・作品に計り知れない影響を与えた大いなる旅路の終着点。

購入はこちら

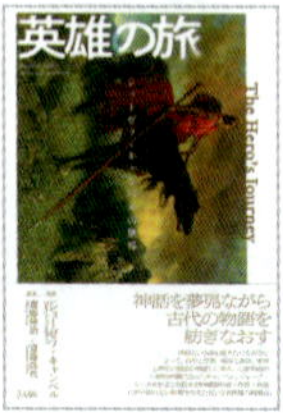

四六判上製396頁　定価4950円

共産党の戦後八〇年

—「大衆的前衛党」の矛盾を問う

富田武著

党史はどう書き換えられたのか？

スターリニズム研究の第一人者である著者が、日本共産党の「公式党史」はどう書き換えられたのかを検討し詳細に分析。革命観と組織観の変遷や綱領論争から、戦後共産党の理論と運動の軌跡を辿る。

購入はこちら

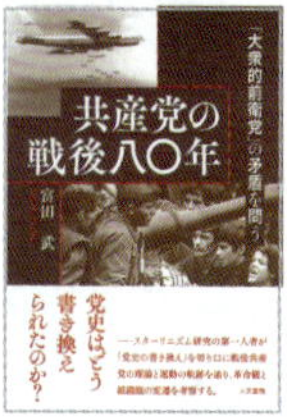

四六判上製300頁　定価4950円

性理論のための三論文（一九〇五年版）

フロイト著　光末紀子訳　石﨑美侑解題
松本卓也解説

初版に基づく日本語訳

本書は20世紀のセクシュアリティをめぐる議論に決定的な影響を与えたが、その後の度重なる加筆により、性器を中心に欲動が統合され、当初のラディカルさは影をひそめる。本翻訳はその初版に基づく、はじめての試みである。

購入はこちら

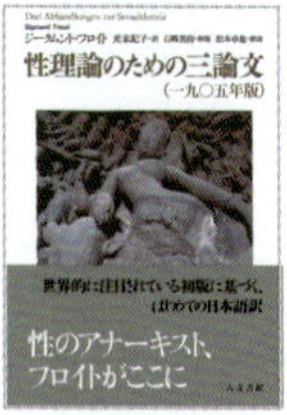

四六判上製300頁　定価3850円

新刊一覧

ブロッホ、グラムシ、ライヒ
敗北後の思想
植村邦彦 著

社会の問題と格闘した、20世紀のマルクス主義の思想家ブロッホ、グラムシ、ライヒを振り返りつつ、エリボンやグレーバーを手がかりとして新しい時代を考える。

¥2640

戦争はいつでも同じ
スラヴェンカ・ドラクリッチ著
栃井裕美 訳

知識人の戦争協力、戦後の裁判、性暴力—普通の人びとの日常はどのように侵食され、隣人を憎むにいたるのか。鋭く戦争の核心に迫ったエッセイ。

¥3080

優生保護法のグローバル史
豊田真穂 編

基本的人権を永久に保障すると謳うGHQの占領下で、この法律はなぜ成立したか？　その背景を、世界的な優生政策・人口政策・純血政策の潮流のなかに探る。

¥3960

増補新装版
思想としてのミュージアム
村田麻里子 著

日本における新しいミュゼオロジーの展開を告げた旧版から十年、植民地主義の批判にさらされる現代のミュージアムについて、欧州と日本の事例を繙きながら論じる新章を追加。

¥4180

茨木山間部の信仰と遺物を追って
関西の隠れキリシタン発見
マルタン・ノゲラ・ラモス／平岡隆二 編

宣教師たちの活動や「山のキリシタン」の子孫たちの生活とはどのようなものであったのか？　九州だけではない関西茨木キリシタンの全体像を明らかにする。

¥2860

美学入門
ベンス・ナナイ 著
武田宙也 訳

従来の美的判断ではなく、人間の「注意」と「経験」に着目し、異文化における美的経験の理解も視野に入れた、平易かつ大胆、斬新な、美学へのいざない。

¥2860

ヴァレリーとのひと夏
レジス・ドゥブレ著
恒川邦夫 訳

かつてヨーロッパの知性を代表する詩人・思想家として崇められたポール・ヴァレリー。メディオロジーの提唱者である思想家ドゥブレが、IT時代の現代に生き生きと蘇らせる！

¥3080

スキゾ分析の再生
フェリックス・ガタリの哲学
山森裕毅 著

最も謎めく「スキゾ分析」の解明を主眼にしつつ、独自の概念や言葉が意味するものを体系づけ、開かれたものにしてゆく。今後の研究の基礎づけに挑んだ意欲作。

¥4950

新刊一覧

移民都市

レス・バック／シャムサー・シンハ 著
有元健／挽地康彦／栢木清吾 訳

排外主義が渦巻くこの時代、ロンドンの移民青年たち30人と継続的に対話を重ね、その苦悩や格闘の軌跡をつぶさに辿る。

¥5280

果てしない余生
ある北魏宮女とその時代

羅新 著
田中一輝 訳

南北朝の戦争によって北方に拉致され、宮女となった慈慶。その激動の生涯と北魏の政治史を、正史と墓誌を縦横に駆使し、鮮やかに描く斬新な一冊。

¥5500

神道・天皇・大嘗祭

斎藤英喜 著

神々と天皇、国家と宗教が絡み合う異形の姿。大嘗祭の起源から現代までと、それを巡る論争と思想を描き出し、空前のスケールで歴史の深みへと導く渾身の大作。

¥7150

病原菌と人間の近代史
日本における結核管理

塩野麻子 著

結核の全人口的な感染が予期された近代日本社会において、感染後の身体はいかに統御されるのか。「結核の潜在性」をめぐる、新たな視座を提示する。

¥7150

21世紀の自然哲学へ

近藤和敬／檜垣立哉 編

地球が沸騰するいま、哲学は何を思考し、どう変わりえるのか。多様な理論を手掛かりにした気鋭たちによる熱気みなぎる挑戦。

¥5500

一九六八年と宗教
全共闘以後の「革命」のゆくえ

栗田英彦 編

「一九六八年の革命」と「宗教的なもの」は、いかに関係を取り結んだか。既存の枠組みでは捉えきれない六八年の運動の秘められた可能性を問う画期的共同研究。

¥5500

クライストと公共圏の時代
世論・革命・デモクラシー

西尾宇広 著

フランス革命とナポレオン戦争の衝撃に劇震する世紀転換期に、クライストが描くデモクラシーの両義性と知られざる革命的文脈を掘り起こす。

¥7480

史録 スターリングラード
歴史家が聞き取ったソ連将兵の証言

ヨッヘン・ヘルベック 著
半谷史郎／小野寺拓也 訳

独ソ戦最中に聞き取られ、公文書館にながらく封印されていた貴重な速記録、待望の邦訳！　ソ連側の視点から見た独ソ戦。

¥8250

今回のイチオシ本

アーレントと黒人問題

黒人問題はアーレント思想の急所である

キャスリン・T・ガインズ 著
百木漠／大形綾／橋爪大輝 訳
¥4950

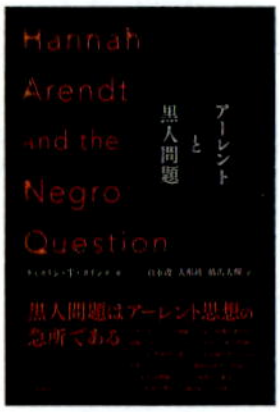

ユダヤ人としてナチ政権下で命の危機に晒された経験を持つアーレントが、アメリカでの黒人問題については差別的な発言・記述を繰り返したのは何故だったのか。アーレント思想に潜む「人種問題」を剔抉する。

2刷

重版

言葉

作家はいかにして自らを創造したか？

ジャン・ポール・サルトル 著
澤田直 訳
¥3300

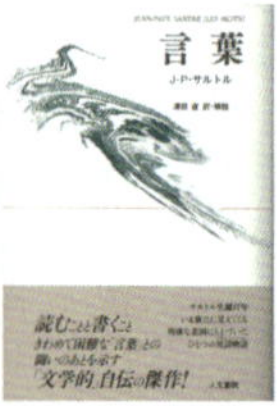

自らの誕生の半世紀も前からの家系から筆を起こし、幼年時代をつぶさに語りながら、20世紀を代表する、この作家・哲学者が語ろうとしたものは何か。きわめて困難な「言葉」との闘いの跡を示す、「文学的」自伝の傑作を新訳・詳細注・解説で送る。気鋭のサルトリアンによる新訳！

メディア論集成

『電子メディア論』増補決定版

大澤真幸 著
¥4180

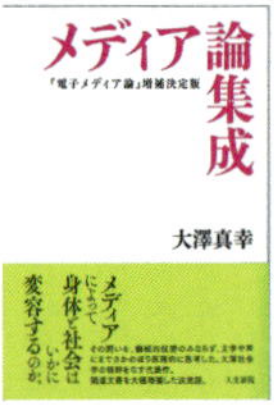

メディアによって身体と社会はいかに変容するのか。その問いを、機械的技術のみならず、文字や声にまでさかのぼり原理的に思考した、大澤社会学の根幹をなす代表作。関連文書を大幅増補した決定版。

韓国ドラマの想像力

社会学と文化研究からのアプローチ

平田由紀江／森類臣／山中千恵 著
¥2420

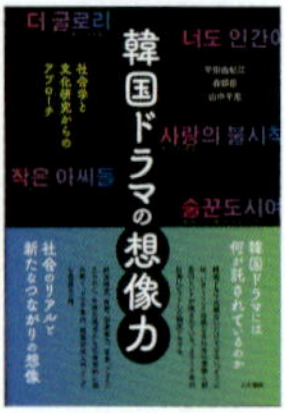

韓国ドラマには何が託されているのか、社会のリアルと新たなつながりの想像。２０１０年代以降にヒットした韓国ドラマを、経済格差、教育、国家権力、軍事、フェミニズムなど、多様な視点から社会学的に読み解く。ドラマ案内、韓国研究入門としても最適な一冊。

ACTの初回訪問

議論を始めるのに先立って、ACTでの初回訪問がどのようなものなのか、ACT－Kのスタッフが執筆した記述を引用してみる。

初めての訪問時、玄関で母親と顔を合わせたあと、タカオさんの居室へ向かった。居室一歩手前の玄関先の部屋は殺風景で、強い鼻をつく独特の匂いがじゅうまんし、足元のカーペットは湿っていた。家具には風化した新聞紙がへばり付いており、まるでそこだけ時が止まっているかのようだった。その部屋からスタッフは「タカオさん」と声をかけ、正座姿で反応を待った。初めて会ったタカオさんは、無言のまま自室の扉を両手で強く開け、スタッフの目前までヨロヨロと歩いてきて、おもむろに湿ったカーペットの上に仰向けに横たわり、毛布を鼻まで被って天井を見上げた状態で応対した。髪は伸び放題、Tシャツと思われる着衣は、まるで蠟を塗りつけたように真っ黒に固まり、下半身には破けて穴の開いたトランクスをはいていて、皮膚は垢で真っ黒だった。スタッフが語りかけるが、天井を見つめたまま、視線も合わせず、何の反応もなく反対方向に寝返りをうった。（高木他 2013, 37-38s）

精神科の訪問看護実践を見学するなかで、私自身もこのようなお宅を訪問したことがある。詳細は割愛するが、たとえばクーラーの壊れた真夏の台所に段ボールでバリゲートを作って閉じこもった患者さ

（2） http://assertivecommunitytreatment.jp/（二〇一五年一月二六日確認）

んがいた。意味不明な言葉をわめき続ける患者さんに、看護師が優しく静かに歩み寄っていく場面がとても印象に残っており、そのときの場面を思い描きながらインタビューを行っている。室山さんが関わるのはこのような人たちであることを念頭に置きながら議論を進めたい。

2 病棟の「患者」とACTの「利用者」の対比

実践の出発点としての「孤独な場所」

室山さんの実践の出発点となるのは新人看護師のころの長期入院患者の姿である。

室山さん なんか、病院で一番関わらなければいけないのは、訴えに来ない人たちだと思ってるんですよね。訴える力がある人は、もう、しょっちゅう、詰め所に来て。関わりを求めてる。うん。そういう力のある人っていうのは、多分、回復する力も、十分持ってるんですよ。

村上 ほお。おお。

室山さん で、もう、ずっと、こう、詰め所に来るわけでもなく。人と交流しているわけでもなく、自分の世界の中で、一人笑っていいてて。で、まあ。ご飯食べて、薬飲んでっていうことを、あの、日課のようにする。そういう人たちが、多分、一番、多分、うん、孤独な場所に居る。人を必要としていない。ただ、なんか、こう、死んだように生きてる。そういう人たちに、やっぱり、私たち専門職が関わっていくべきなのかなっていう。なんか、そういう人たちに、今、関われてるのが、なんか楽しい。楽しいっていうか。醍醐味。醍醐味。感じてるのかなっていう気はしたんですけれども。うん。

フフフフ。（一回目、一八頁）

前章の高木さんはこのような孤独な患者といかにして親しくなるかに賭けていた。室山さんは地域でのサポートの方へと向かう。引用では「患者」とは呼ばずに「人」と呼んでいる。室山さんは「患者」と呼んだときに働く制度の力に敏感であり、「人」と呼ぶときにはその人の個別性に目を向けているように感じる。

室山さんは病棟の「患者」について現在形で語っているが、室山さんはすでにもう一〇年以上前に病棟を離れている。とすると、この時制の矛盾は現在形で語られた病棟の患者を、ある一般的な事象として語ることで、時間的順序ではなく「患者」と「利用者」の構造上の違いを説明しているということであろう。つまり病棟での看護とＡＣＴの実践が共時的に対比されている。統合失調症患者について「孤独な場所に居る」「死んだように生きてる」と定義が与えられている。これに対し引用の末尾で「地域は、うん、人生があるし」と、言われる。入院か在宅かの違いは、「生」「人生」の有無に関わるのだ。

「死んだように生きる」とは、人とのつながりを失い、症状と刺激のない単調なルーティンのなかで（楽しみと苦労としての）人生を失っている状態である。このような孤独が実践のプロセスの出発点となる。「孤独な場所」とはどこなのか。同じ病棟にいる人でも孤独な人とそうでない人がいるわけだから、客観的な空間のことではない。質的に広がっている、誰も関わることがない状態のことである。人と出会える場と出会えない場という場をめぐる質的な差異が問われている。

室山さんの言葉遣いの分析

ここで室山さんの言葉遣いの特徴から分析してみたい。室山さんは「なんか」「多分」「やっぱり」という単語をよく使う。この三つの単語が室山さんと利用者の行為の分節を記している。「なんか」の理解が一番難しいが、ここが起点となる。「なんか」がこの引用のなかにも四回登場する。「なんか」がどの語句を形容するかを細かく調べても共通項はない。しかし「なんか」が登場する場面では、室山さんは状況全体によって「なんか」と問いをかけられているようだ。「なんか」は室山さんが自力で思考を巡らすときの指標となっている。先の引用では孤独な利用者という状況が、室山さんに〈いかなる実践をしないといけないのか〉という問いかけをする。「なんか」で指し示された状況は、室山さんに行為へ向けての〈問い〉を投げかける。

「多分」では、「なんか」で示された状況について分析が与えられる。たとえば先の引用では「〈利用者は〉孤独な場所に居る。人を必要としていない」と状況を分析している。「多分」という主観的かつ推量のニュアンスとともに、必然的にあいまいな状況について室山さんの視点から考察を加えているのである。このあいまいさと個別性が、室山さん自身の個別的で創造的な行為の産出を促す〈自明の状況は画一的なルーティンワークを生むので「なんか」「多分」を必要としない〉。

「やっぱり」では、「なんか」で問いかけられた状況に対するさまざまな〈帰結〉〈応答〉が語られる。状況による問いかけと状況分析をふまえて、「やっぱり、私たち専門職が関わっていくべきなのかな」という〈行為の組み立て〉が語られる。「なんか」という問いかけに対する解答が「やっぱり」によって与えられようとするのだ。

必然的でありながら創造的な実践
ＡＣＴ利用者の生活は常識に当てはまるものではないが、それは「難しさ」として実践上の意味を持つものになる。自宅での生活の複雑さに出会うことが、回復の可能性の出発点となる。

室山さん　精神〔科〕っていうのは、その、予測のつかない。で、目にも見えない。計り知れないって。いろんな物事を考えないといけない。

村上　例えば？

室山さん　うんなんか、本当に。一口で言えば人生になっちゃうんですけれども。例えば、生きてきた歴史であったりとか。その人が、その今、これからどう生きたいのかっていうことを、いし〔き〕、あの、見ていかなきゃいけないし。その周辺の人たち、どんな人たちが関わって。どういうことが。その、人とのなかで繰り広げられているのかっていうの考えていかなきゃいけないし。この人がそう、こう生きていくなかで、必要なものっていうのを考えて、そこにつないでいったりとか。そこをちょっと、こう補ったりとか。自分で獲得できること、ことだったりとか。もう、すっごいいろんなこと考えなきゃいけない。

で、た、多分、その人が楽になったっていうことだけじゃなくて、あの、しんどいけど、乗り越えていくってていうことも、やっていかなきゃいけないから。本当、自分が耐えなきゃいけない。そういうことをしなきゃいけないっていう部分のって。多分、他の領域じゃないと思うんですよね。

村上　ほお。うん。

室山さん　もう、難しい。難しいけど、なんか、フフフフ。いや、いや、偉大なのかな。〔と〕感じて

るんですよね。（二回目、一〇－一一頁）

室山さんは最後に「難しいけど、なんか、〔…〕偉大なのかな」と、ＡＣＴ実践の難しさと「偉大さ」を並べている。ここで室山さんの実践全体の主要な枠組みが提示される。

ここでも「なんか」が登場する。「なんか」に導かれて利用者の人生が室山さんに対して問いかける。そして「人生」が、「生きてきた歴史」という〈過去〉、「その今」という〈現在〉、そして「これからどう生きたいのか」という〈未来〉へと関わることが語られる。さらにこれは「その周辺の人たち」という〈対人関係〉のネットワークについての「どんな人」という問い、「人とのなかで繰り広げられているる」〈出来事〉も含む。これらのものが「人生」のなかに少なくとも含まれている。さらにこれらが「目に見えない」「測り知れない」「予測がつかない」と強調される。利用者の人生の地平は「測り知れない」複雑さと広さを持っている。

このような状況からの問いかけに対して看護師である室山さんは、「必要なもの」を考えて、「そこにつないで」いく、あるいは「こう補ったり」という援助、あるいは「〈利用者が〉自分で〈対処法を〉獲得」することをサポートする、という実践の方針をたてる。

このとき室山さんは何度か「しなきゃいけない」と繰り返す。状況による問いかけが要請する解答が、利用者と看護師双方の〈必然的な行為〉として与えられるのである。しかしこの必然性は、〈ルーティンとしてあらかじめ決められた行為〉とは対立するものである。未知の新たな動作を「こうしなきゃいけない」という必然性として作り出す。〈自由で創造的かつ必然的な行為〉を作り出すことこそが、在宅という状況に対する解答となっている。「なんか」「多分」「やっぱり」の文法は〈必然的でありながら創造的な実践〉の組み立てに関わる。

ただし、この必然性は事後的にのみ必然と見えるようなものであることが多いであろう。行為を行う瞬間には成功するのか失敗するのかわからない手探りのものであることが多いはずだ。そしてこの創造性とは、あらかじめどのような未来が到来するのかはわからない、つまり可能性としては書き込まれていない偶然の出来事を創りだすがゆえに創造的である（逆説的に、それゆえにこそ「利用者さんの可能性を信じる」ということを室山さんは強調することになる。信じていなければ、あらかじめ描かれていない行為を創造することはできない。創造性は回復への信に導かれている）。

3　孤独から出会いへ

利用者の「尊い営みに〔…〕出会わしてもらった」

前節で室山さんの実践のおおまかな見取り図が得られた。次に利用者と支援者がどのような状況に直面し、それに対しどのように応答しているのかを見てゆく。ここでは利用者と看護師が一つの同じ状況へと直面し、共同で行為を組み立てるという構図が成り立つ。

室山さん　弱っているところって。それを、こんな小娘にね、小娘にケアされてて。で、重いもの吐露してくれてって。それって、すごいやっぱり、こう、看護っていう資格が信頼されてる証しなんだって。それに、やっぱり見合う自分にならなきゃいけないって思ったりもして。そういう、しかも、その生と死っていう、なんかものすごく大きなテーマのなかでの、その人間模様ね。触れさしてもらっているっていうか、そこにちょっとおじゃまさせてもらってるっていうか。なんか、すごく神聖なものっていうかな。なんかそういうものに思えて。もう、全然勉強してこなかった自分を恥じたんですよね。

村上　へえー。ふーん。そっか。

室山さん　なんか、と、尊い営みに、なんか、ものすごく。この資格を持ってるから出会わしてもらったみたいな。もう、この、じ、出会いっちゅうのに、もう、今は感謝しまくっているんです。（一回目、一〇頁）

この引用での「なんか」は、在宅利用者の生活の「神聖」さに関わる。利用者の生活が「尊い営み」として室山さんに問いかけてくるのである。これに対し「やっぱり〔…〕看護っていう資格が信頼されてる」「やっぱり見合う自分にならなきゃいけない」と「やっぱり〜なきゃいけない」という形で〈創造的かつ必然的な行為〉による応答をするのである。詳述しよう。

室山さんは「この資格なかったら、出会ってもないような人、出会ってもない場面」（一回目、九頁）と語っていた。利用者にとっては病んでいる姿は「弱ってるところ」「絶対人に見られたくないところ」である。この病んだ姿が、「人間模様」という言葉で言い換えられている。病に苦しみながら自宅で暮らすとき、ときにはとても乱雑な部屋と生活のなかで閉じていることがある（乱雑さもまた孤立の表現である）。「弱ってるところ」「人に見られたくないところ」の「ところ」という場所の問いが立てられる。「見られたくないところ」は患者の身体の姿でもありかつ住まいの広がりを持った様子でもある。「孤独な場所」という位相空間を生み出すのが、「見られたくないところ」なのである。重度の統合失調症の人の「孤独な場所」を、「絶対人に見られたくない」「生と死」の極限値として設定し、そこへと関わる実践を組み立てるのである。

室山さんはこのような「人間模様」を「神聖」と形容している。注意して読むと、「神聖」さは「〔利用者の自宅に〕ちょっとおじゃまさせてもらってる」に引き続いて登場する。つまり神聖さは、単に在宅での利用者の姿だけに関わるわけではない。もちろん、利用者の「人間模様」が神聖なのだが、これが神聖になるのは室山さんが「おじゃまする」ことによってである。看護師が「出会う」ことによって利用者の孤独は「尊い営み」として立ち現れるのである。看護師が立ち会わなかったとしたら、乱雑な部屋であったり近隣への迷惑であったりという形容で済んでしまうであろう。「病んだ姿」に室山さんが「触れる」ことができるときに「神聖さ」が生じるのだ。「孤独」と「出会い」という相反するものが出会ったときに「神聖さ」が生じる。ここでも利用者と室山さんの営為は相補的あるいは協働的である。

ここにはカントが崇高という言葉で語ったものの変奏が見られる。構想力つまり理解可能性と経験可能性を超える事象に触れることで心（Gemüt）が高揚すると『判断力批判』は論じている。カントの場合は、人間の認識能力と統御能力を超えた大自然に対する畏怖において、道徳意識が高揚することを（力学的）崇高と呼んだ（Kant, 1948［1990］, 117）(3)。

カントの崇高は孤独な主体が大自然に向き合う。これに対し室山さんが描くのは対人関係において生じる〈崇高としての出会い〉あるいは〈間主観的な崇高〉とでも呼ぶべきものである。見方を変えると、極端な孤独のなかで出会いを開く営みが〈崇高〉なのでもある。関係の可能性が閉ざされたところで新たに別種の関係を開くのである。

なぜ私が〈崇高〉にこだわるのかというと、訪問看護を見学するなかで私が目撃した、台所に閉じこもって叫んでいる患者さんへと看護師さんが静かに歩みよる姿を最も適切に形容するのが崇高概念だからだ。狭い部屋に閉じこもって叫ぶ人がいるだけでは崇高ではない。その人へと穏やかに近づいて患者とつながっていく看護師がそこにいるときにこの場面は崇高になるのである。「孤独な場所」が他の人とともに住む現実の空間へと転換される瞬間が、ここでの〈崇高〉なのである。

カントによると、主体が理性の力を持たず自然の暴力に捲き込まれてしまっているときには、自然を恐れるばかりで崇高を経験することができないという（Kant, 1948［1990］, 103）。室山さんの場合も同じことが起きている。患者へと対応する力がなかった学生時代には「怖さ」を感じて遠ざかってしまっているが、今では統合失調症を持つ人との出会いは「神聖さ」を帯びるのである。「神聖さ」は室山さん自身の実践能力（実践理性）の発見に関わっている。

4 「存在を肯定する」——チームでホールディングを作る

孤独な存在を肯定する

孤独を破ってつながりを作り、そして行動するという過程が室山さんのインタビュー全体を貫くプロセスである。ここまでのところはどちらかと言うと在宅の患者の描写に軸足をおいて描いてきた。ここからは室山さんからのアプローチに軸足をおいてみる。

室山さん うーん。なんか、でも、そのなんで重度かって思ったときに。人を必要としなくなっちゃってる人たちがいるので。でも、人って、他者が居ないと、自分が存在していることも、わ、分からないですよね。だから、そこ、どんどんどん、自分の世界を作っていくんだと思うんですよ。で、必要。ひ、必要じゃない。え、必要じゃ、じゃないんだよ。必要じゃ、え。

村上　必要だよ。

室山さん　ウフフフフ。そ、そう、そう。えっとね。ひ、「〔あなたは〕『必要じゃない』って思ってるけれども、そうじゃないよ」って。「『あなたがここに居て、いいんだよ』って証明してくれるのは、人の存在なんだよ」っていうことを。伝えにいかなきゃいけない人たちじゃないですか。だから私たち、こういう活動をして、うまくやれてるんじゃないかなと思ってるんです。〔沈黙〕（一回目、一七頁）

統合失調症の利用者は一つには症状ゆえに、もうひとつは生きにくい世間から身を潜めるために独りで「自分の住んでる世界」に閉じこもり、そして「人を必要としなくなっちゃってる」。しかし実は「そうじゃないよ」と室山さんは伝えに行こうとする。つまり実は利用者は潜在的には人を必要とし、「孤

（3）「驚愕に類する驚嘆や戦慄、また中空にそびえ立つ巨大な山塊や、深淵とそのそこを流下する狂瀾、また憂愁な思いに誘う荒野等の光景に接する人の心を震撼する畏怖の念は、観るもの自身が安全な地にいることを承知している限り、実際の恐怖ではなくて、むしろ構想力を働かせて恐怖に擬しようとする試みに他ならない。こうして彼は構想力の威力によって、一方ではかかる対象によって喚起された心の動揺と安全に対する心の平静と結びつけることを感じさせ、他方でわれわれ自身のうちにある自然と、したがってまたわれわれの外にある自然とに――掛かる自然が適意の感情に影響を与える限りにおいて――優越することを感じさせる。」（Kant, 1948［1990］, 117、一部訳を変更）

独な場所」から「現実の世界」へと転換することが可能である。

ここでも「伝えなきゃいけない」という〈必然的であるが創造的な実践〉が設定されている。先ほど、孤独に出会う場面を〈崇高〉と呼んだが、崇高に要請される実践がこのような性格を持つことがまたも確かめられる。このとき、語りは二重のかっこで表現されるような複雑な作りになっている。（未だ実現していないかもしれない）潜在的な対話を、閉じこもる相手に向けて発信する、という仕組みを持つからだ。つまり二重かっこは（孤独な場所から現実世界での対話への転換であるとともに）患者の可能性と未来を指し示している。

全体の見取り図を作るために少し理論的な補助線を引くと、ウィニコットの「支えること・抱っこ（holding）」の概念が念頭に浮かぶ（Winnicott 1965, 48）。実際二回目のインタビューで、室山さん自身の口から一一回「ホールディング」という言葉が語られた。ウィニコットによると、乳児は養育者によるホールディング（栄養補給、身体のケア、愛情）において安心感を得る。母によるホールディングのお陰で幻想が満たされ万能感が得られることで、赤ちゃんは侵襲を感じずにすむ。ACTの役割の一つがホールディングである。チームでのホールディングが安心感を作り、うまくホールディングできないときには、再発のリスクも有るのである（近田 2015）。

そもそも統合失調症の人は強い不安に襲われ、家族や社会からも疎外されていることが多く、ホールディングが欠けた孤独に陥っている。もちろん家族関係を病因とする議論は現在では顧みられないが、しかし統合失調症の人が脆弱性を持つということは言っても良いであろう。

病院では、隔離と画一的で単純化された環境で安全を確保しようとするが、これは外からあてがわれた規範的な枠組みのなかで管理することでもある（それゆえに病院のなかでは、次のステップである創造的な活動へは発展しない。そもそもホールディングは、子どものニーズに母親がアジャストすることで可能になるから、病棟が提供する画一的な環境と規制はこの条件を満たさない）。これに対し、在宅では利用者一人一人に合わせて支援者が支援をオーダーメイドしながらホールディングを試みる。ホールディングの姿はニーズに合わせてそのつど異なる姿を取る（室山さんが語ったうまくいかなかった事例では、患者のニーズを摑み取る機会を失っていた）。このホールディングを作り出す支援者の動きが〈必然的であるが創造的な行為〉を要請するのである。

ニーズと欲望を満たす妄想デート

具体的な事例は、主に二回目のインタビューで語られたのだが、一つだけ一回目と二回目で共に語られた事例がある。その人が初めて登場した場面を次に引用する。

室山さん　お世話じゃなくて、この、いろんな役割。細かいところ。

村上　あー、いや、そっか。そっか。あー。あ、じゃ、結構意識して、かえ、そのつど、考えて役割を。

室山さん　その人が求めているものは何なんだろうと考える中で、例えば、その、こう、お、おじいちゃん。おじいちゃん。とあるこう。おじいちゃん、なんか妄想いっぱいのおじいちゃんの所にも、か、恋人のように入ったりとか、アハハハ、も、してたりしたので。そう。もう、なんか、ね。この人が、もう、こうやって、今、今の生活維持するには、あの「エロ大事や」みたいな、アハハ、とか。チームの意見であったりとか、自分自身も、その、ニーズは汲み取れているので。もう、ノリでやっちゃうとか。
村上 ああ。へえー。フフフ。そっか。うん。
室山さん でも、妄想デートですけどね。本当。（一回目、一六頁）

看護師が専門性をかっこに入れて「普通の人として入る」ことは、ただ漫然と普段着で訪問することではない。利用者が「求めているもの」や「役割」を考えながら「ニーズ」を「汲み取」ろうとすることなのだという。

①利用者が重度の精神障害をもち、社会のなかで生活するときにはさまざまな困難がある。利用者が社会のなかで「生活維持する」ための「ニーズ」があり、それを看護師が補う。ホールディングの作成は利用者のニーズにフィットしたケアを母親が与えることによって成り立っている。そもそもニーズ自体が、社会生活で生じるものであり、入院時には隠されている。

さきほど「ホーム」では「安心感」が得られる、と室山さんは語っていた。しかし安心感を得られるためには、単に自宅にいればよいわけではない。そもそも入院せざるを得ないのは家での生活ですら安心感をえられなかったことも一因であろう。自宅が「ホーム」になるためには、支援者がニーズをサポートすることで在宅でのホールディングを作る必要がある。ニーズもそのつどのホールディングも在宅という場で初めて生じる。

②ニーズを創出することは孤独を破ることにもなる。つながり〈訴え〉の必要性を利用者が感じる（「訴える力がある人は、〔…〕多分、回復する力も、十分持ってるんですよ」（一回目、一八頁））。ここではニーズを〈欲望〉と言い換えても良いであろう。つまり満たされたらそこで消え去る必要とは違って、

欲望は常に相手によってかきたてられ相手を欲し続ける。この引用でも室山さんは「恋人」として「妄想デート」を行う。ところで「妄想デート」は生活上の必要というよりは他者への欲望に関わる。〈欲望を失った人から欲望を引き出す〉というモチーフは語り全体を貫いている。他の人へと関わる力を再発見してゆくことが、実践を貫いている。

③室山さんは「妄想デート」について「チームの意見であったりとか、自分自身も」と語っている。他の箇所でもしばしば「私」とACTのチームの「私たち」が重なりあった語りをする。一人で利用者宅に訪問して一人で臨機応変に対応していても、それはつねに協働の営みでもあるのだ。ACTはホールディングを意識的にチームで行う。つまり集団的なホールディングであり、しかも個別の状況に応じた、しかも（乳児ではなく大人という）社会的存在を支える複雑で可変的なホールディングの作成であろう。協働性の潜在が室山さんの実践におけるプラットフォームである。可変的ホールディングという支援者と患者の関係の構造とそれを作る支援チームの可変的構造が、制度的なものも含み込んでゆくプラットフォームとなる。しかもそのプラットフォームは背景に「神聖さ」という対人関係の基本構造を持つのだ。

しかしだいじなことは、集団的なホールディングという実践のプラットフォームは、崇高つまりコンタクトの取れない患者とコンタクトをとる対人関係の技法のうちに成り立っているということであり、この部分を本章では観察したいのだ。

5　行為する、そして変化する

ホールディングと行為の接続

しかしホールディングで安心感を作る段階で終わるわけではない。次に行為を作る段階が来る。二回目のインタビューで、この「しんどいこと」の典型例が親の死であることが語られた。葬儀のあいだ一時入院して死から目を背けるのではなく、動揺しつつもＡＣＴのチームが二四時間利用者の自宅に泊まりこみで、喪服を着て告別式から焼き場まで付き添う実践を室山さんは語った。

村上　その乗り越えなきゃいけないものとか、ど、ど、どんなことですか。例えば。

室山さん　例えばあの、割と多いケースは、あの、ご両親が亡くなる場面なんですよね。いつも、やっぱりその、大事な人が亡くなるっていうのはすごいやっぱり人にとってストレスで、やっぱり悪くなることにも本当に直結するんですけれども。〔…〕

　で、まああの、例えば葬儀に出れ、出れる。その、やっぱり人がいっぱい居るっていうなかで自分葬儀に出れないとか言って。で、出れてなかったりとかすると、そこのお別れの儀式とかできてないままで、ずっと否認が続いてるわけなんですよね。（二回目、八‐九頁）

葬儀に「出れる」か「出れない」かが、親の死を受容できるか乗り越えられずに再発するかというターニングポイントになっている。これが先ほどの「壁」である。行為とは家から外に「出る」ことである。このとき「外」に室山さんが一緒に「付いていく」ことで、いわば移動式のホールディングを作るのである。

この引用からは自宅での閉じこもった存在へとアクセスし肯定する基礎的なホールディングと、外での行為のサポートとしての付き添いという社会的ホールディングとが連続していることが分かる。親の死という課題を乗り越えるという課題は、葬式という儀式に参加するという行為で乗り越えられる。これに対し、室山さんはホールディングを作って緊張を緩和することでサポートをするのである。初めから一貫して室山さんは、利用者のホールディングをし続ける。

「チャンスを逃さない」――行為の弁証法の現在時

室山さん あの、やっぱり、アクション、行動に移せる。ためのエネルギーですよね。その怖さ。

村上 ああ。そっか。

室山さん 世間に対する怖さであったりとか。自分の自信のなさっていうものもそうでしょうし。そういったものが、やはり自信。ちょっとやってみようかなっていう思いであったりとか。その体力的なところも外泊したり。そういったものが、総合して、なん、っていうところまできて。初めて多分行動できるんですよね。それを見極めて待たなきゃいけない。それが早過ぎても、遅過ぎても、こう、なんか、あれな、うまくいかないんですよね。

村上 うん。なるほど。そうですね。確かに。うん。

室山さん なんか、それを見極める力と、そのチャンスを逃さない関わり。すっごい絶妙なんですけ

れども。それがやっぱり、この方法二四時間のサポートっていうところでは可能になる。(一回目、二五頁)

ここでは二回の「やっぱり」でまず、利用者の「アクション」そして支援者の「二四時間サポート」という二つの応答(行為)が導入される。そしてこのアクションとサポートは、「早すぎても遅すぎても」「うまくいかない」。つまりチャンスを「待たなきゃいけない」し、「チャンスを逃さない」ようにしないといけない。[4] このタイミングは「絶妙」なのである。行為には成就のタイミングがあり、これが「なんか、それを見極める力」というように室山さんに問いをかけている。

「世間に対する怖さ」と行動するための「エネルギー」とが拮抗するときがチャンスである。ここで、今までの状況と行為の弁証法が、チャンスという時間の問いへと展開しているのが分かる。「チャンスを逃さない」という時間的な制限は〈必然的であるが創造的な行為〉の必然面を表現している。ここでは状況(「なんか」)とそれに応答する行為(「やっぱり」)の対が、二四時間のサポートのなかでの見極めの時間持続(「なんか」)と、そこでのアクションのチャンス(「やっぱり」)なのである。利用者が居場所から「壁」を超えて外に出るという場所論のもつ時間的な側面が「チャンス」である。あるいは支援者が〈必然的であるが創造的な行為〉として支援を組み立てるときの時間性が「チャンス」である。

6 「人を引きつける」力としての統合失調症——反転された精神病理学

統合失調症の精神病理学は、妄想・幻聴などの陽性症状にしろプレコックス感などの陰性症状にしろ、

「異常」を出発点として「正常」からの逸脱や欠損に焦点を当ててきた。しかし室山さん（そして私が出会ってきた精神科の看護師たち）は、異なる視点の統合失調症像を描き出す。室山さんにおいても高木さんにおいても異常は出発点にならない。そうではなく、精神障害者が持つ潜在的な力に焦点を当てたときに、彼ら彼女らがどのように変化しうるのかが問われている。このとき従来とは大きく異なる姿が立ち現れる。

しかし室山さんの実践はもう一段階さらに複雑である。今まで描いてきた幾つかの重要なモチーフが最終的に反転するのである。このとき症状論とは異なる仕方で、統合失調症の構造が問われる。その結果、反転された精神病理学ともいうべき統合失調症像が描かれることになる。

孤独の反転

二回目のインタビューでは、一回目に「人を必要としない」と語られたことが反転されて、実は「人好きする」と語られる。

（4）　中井久夫がこの点に触れている。「私はかつて統合失調症経過後の人生の軌跡《コース》を辿ってみたことがあった。すると約一〇年くらいまでは精神医学の教えるところからそうはへだたっていなかったが、それを過ぎると、まったく事情は変って、よき友人にめぐり合うとか、よき配偶者を得るとか、母親が亡くなるとか、良し悪しはともかく、偶然としか言いようのないものをどうつかまえ生かすかによって人生の軌跡が決まると言ってもよいくらいであった。かつての精神病院がとくにハプニングが乏しい場であることは従来あまり指摘されていなかったが、その精神的な「貧しさ」の大きな要因であると思われる。」（中井 2011b, 42）

室山さん　私、遠ざけてるとは思ってないんですよね[5]。なんかこう、ご本人に、ご本人の距離があって。私、人好きはしている方だと思うんですけど。そんなに人、その人数として広がりは持てない。
村上　あー。そうか。うんうん。
室山さん　かたがただとは思っていますし。差別や偏見にさらされた人って多分、本当にひっそりと暮らしたいっていう願望があるような気がするんですよね。
村上　ああ、そうかそうか。うんうん。
室山さん　なんかその自分が大事だと思った〔人たちと〕、ひっそりと暮らしていく。ほん、め、目立ちたくは多分ないんです。目立ちたくない、ひっそりと暮らすのが、でも必要な方っていうのをすごく大事にしてくれる人たちだなと思うし。（一二回目、四‐五頁）

かつての人を「遠ざける」孤独が、ここでは人との適度な「距離感」へと変容している。そして「ひっそり」した安心の場の作成が賭けられている[6]。私の数少ない見聞でも、確かに穏やかに暮らしている病者の姿は「ひっそり」とした佇まいを持つ。支援者によって支えられつつ、孤独な場所が「ひっそり」と生活できる場へと変化すること、これがACTという「人たらし」の効果なのであろう。「ひっそり」という暮らしぶりは、統合失調症の可能性として本質的に備わっているということはないであろうか。「ひっそり」が破られてしまったところに病が発現したと言い換えることができるかもしれない。

そして引用の最後で利用者から支援者への働きかけが語られる。ひっそりと暮らすことは、利用者から支援者への心遣いへと連動していく。孤独だった利用者は、役割を反転する形で自らの定義を作る。

贈与する人としての統合失調症者

支援者が病を持つ利用者を肯定することは、実は利用者が支援者へと贈与することと裏表の関係にある。二回目のインタビューで「妄想デート」のおじいちゃんについて再度語られた場面から引用する。ホールディングの成立には、利用者から支援者へと贈り物をすることが含まれる。

室山さん　あと、こう〔私たちが〕来てくれているっていうことの、本当に感謝を〔表そうとして〕こう「おごってあげる」って言って、「ごちそうする」って言って、お金ないのに。アハハ、ホホホ。自分が「あるじ」なのでね。そういうことをしてくれたりとか。で、なんだろう。一生懸命、私、来ている訪問している私のことを心配してくれたりとか。妻としてくどいてくれたりとか。ハハハ。（二回目、四頁）

統合失調症の人は気前がよい。私も病棟でSSTに参加していたときに、隣に座っていた長期入院している初老の女性患者から「はいっ」と飴をもらったことがあると、第四章で紹介した。第四章の高木さんも患者たちから受ける気遣いについていてたくさん語っていた。「お金ないのに」「おごってあげる」という矛盾は、貨幣経済の水準と贈与の水準が異なるものである

（5）　中井久夫も「まず、彼らが決して人間嫌いではないことである。」（中井 2011a, 13）と「世に棲む患者」（一九八〇年）で書いている。

（6）　「〔…〕寛解患者のほぼ安定した生き方の一つは〔…〕巧みな少数者として生きることである、と思う。」（中井 2011a, 10-11）

というあたりまえかもしれないが忘れがちなことを思い出させてくれる。貨幣経済（交換）の水準から軽々と脱出し、純粋に贈与の水準に入りうるのである。

統合失調症の人について〈純粋な贈与の水準で生きることが出来る人〉という特徴付けをすることはできないであろうか。この有用性から贈与の水準への移行はバタイユが供犠のなかに見出そうとしたものにほかならない（Bataille 1973, 58–59 邦訳、五五頁）。バタイユにおいては、贈与の水準は「連続性」と呼ばれ、そこでは真の交流が成立するとみなされる。逆説的ではあるが、統合失調症の人たちが贈与の水準で周りの人たちを気遣うときに、むしろこのような交流を開くのかもしれない。

室山さん　で、どちらかというと、こう、自分の持ってるものを差し上げたいような人たちのような気がします。受け取るだけではなく。うん。受け取るよりも差し出すほうが強いような気がして。

村上　うんうん。ああ、確かに。

室山さん　なんかその差し出せる相手が居るっていうところで…なんか、じ、自分のなんか、こう、存在する意味っていうんですかね。おのおのなんかこう、なんか持ってるような気がしているので〔…〕うん、それもなんかもう、受け取らなきゃいけないもののような気がしてるので、ずっと受け取ってはいるんですけれども。病気が悪いときには、「こ、これ？」みたいなのが、ホホホ、たまにあるんですけれども。なんか、そういうこう、なんだろうな。もうなんかその人にとって大事な意味のあるものをいつも頂いてるような気がするので頂きます。

出されたものは、その、仙人のような〔妄想デートの〕方も、ジュースをいつもね、作ってくれてるんです。つ、作ってたんですけどね。「エンシュア」っていって、あの、栄養剤と、なんかいつもね、なんか栄養剤よくこう、「活源」とかね。エへへへ。なんかいろいろ、なんかモリモリの栄養ドリンクを混ぜて。エへへへ。で、出してくれるんですけど、その出てくるストローの中身がこう、黒くなってたりとかして、「こんなストローで飲むのか？　飲むのか！」、みたいな状態ですけど。

村上　ハハハ。

室山さん　こう飲んでみるとか。ハハハ。（二回目、五頁）

引用では一二回「なんか」が登場する。そして「なんだろう」という「なんか」の強調形で、「妻としてくどいてくれたり」「大事な意味のあるものをいつも頂いてる」というおじいちゃんからの贈与が語られる。ここでは存在の肯定の仕方が逆転している。統合失調症の人が「存在する意味」は、先ほどは室山さんから承認されることで得られていた。今回は逆に自分が室山さんに贈与することによって「存在する意味」を手に入れている。

室山さんが「受け取らなきゃいけないもの」「大切なもの」とは、一体何を贈与しているのであろうか。事実としては栄養ドリンクになんだか訳のわからないものを混ぜて、汚いストローで差し出されている。これがこの人にとって「大事な意味のあるもの」であるのは、これがまさに有用性ではなく贈与の水準で真の共同性を開く賭け金となっており、バタイユにおける供犠に相当するようなものであるからだ。それゆえに、室山さんにとっては「受け取らなきゃいけない」という必然性がある。お互いの行為は状況のなかで一元的に決まっている。利用者は、支援者を支える存在として自らを生成するに至る。ここではホールディングが逆転している。しかもそのような仕方で室山さんは利用者を支えている。

この場合、統合失調症を〈贈与の水準で自己実現しようとする衝動〉と特徴付けることができ、室山さんは贈与を実現する場を整えることで支援を果たすのである。

「人を引きつける」尊さ

実はこの方はもう亡くなっていた。二回目のインタビューで「妄想デート」のおじいちゃんが登場したのは、看取りの場面が思い出されたときだった。このとき室山さんは再び「尊い」という言葉を発する。第一回目のインタビューでの「尊さ」は、症状に苦しみながら乱れた部屋で引きこもる人との出会いについての形容詞だったが、ここでは穏やかな晩年を迎えてひっそりと暮らす利用者の尊さである。以下の例は地域でのサポートの到達点として取り上げることができるかもしれない。

室山さん　私がああ、なんかこの人のように最期こう終えたいなみたいに思った統合失調症の方は、多分、若いころはものすごく暴れて大変だったと思うんですけれども。まあ、もうお年を召していかれて、したときに、仙人のようだったんですね。生き方が。食べたいときに食べて。出て行きたいときに出て行って。

で、妄想のなかでいっぱい子どもを作って家族を増やしていてね。で、ま、現実的なお金はなかったんですけれども。その、お金がなくなってもつけで食べれるおなじみのお店があって、でもちゃんとお金が入ったら返してくれるっていうのは、もうママさんも分かってたので、つけて。で、ちゃんとそれで、あの、お金が入ったときに返しに来るっていうこと繰り返していたり。（二回目、三－四頁）

フィールドワークをするなかで、お金を近所の床屋や八百屋で借りて律儀に返す男性に私も出会ったことがある（この人の部屋もすごかった。六畳間の万年床に破れた座布団を並べて迎えてもらった。本棚にただ一冊だけ、ぶ厚い哲学書が置かれていた。）。一緒に訪問したワーカーさんは「地域の生活保護」と呼んで笑っていた。

統合失調症でしばしば問題になる貨幣観念の不在は、安定したときに清貧という形で表現されることもある。貨幣経済を根本的に拒絶する状態から、貨幣経済をふまえつつも離脱する慎ましさへと転換するのだ。(7) 病棟で毎日二〇〇円のお小遣いの管理にやっきになることとは対照的である。有用性に基づいた交換経済の規範からの脱出が、周囲との調和をとったときに「仙人」となる。室山さん自身の実践のテーマが規範や差別からの脱却なのだが、規範からの自由を最終的に実現するのは、資本主義から逃れることはない支援者ではなく精神障害者なのである。

ラカンが精神病に対して名づけた「父の名の排除」とは、象徴構造に根本的に参与しないということを意味した。しかし症状が安定した後に社会に参入するときには、象徴構造＝規範に順応するのとも異なる仕方で欲望の主体となり享楽を確保する道があるのかもしれない。(8) このように実現された主体の構造に「仙人」という名前が付けられている。

引用では享楽と生活の均衡の実現、そして贈与の水準への移行、さらに狭い範囲で穏やかに周りの人

（7）この「ずらし」という戦略は「祭り」における完全な規範の破壊を起点としたバタイユには見られないものであろう。有用性からの離脱と贈与の水準への参入というバタイユの問いの圏内にあるが、異なる回答が与えられている。

との均衡が語られている（病棟のなかではレクリエーションやおやつの購入といった矮小化された姿でしか実現しない）。このようなひっそりと均衡がとれた「生き方」を室山さんは「仙人」と呼んでいる。これは「死んだように生きる」病棟とは対極にある姿だ。

この引用では「なんかこの人のように最期こう終えたいな」と、利用者の姿が室山さんの「希望」になっている。患者を社会の「正常」へと近づけようとする「治療」とは全く反転している。オルタナティブな主体化を実現した統合失調症の人に、支援者のほうが憧れるという関係が成立している。

室山さん 〔「仙人」の人に末期がんが見つかって入院した時に〕あの、看護婦さん〔から〕ね、精神疾患持ってたら、基本嫌がられるんですけど、一般病院って。一生懸命こう、本当に病院の看護婦さんからも愛されて、気を掛けられて、してましたし。で、まあ看取りっていうことで、一応「在宅で見ましょうね」ってなったときも、なんか本当に身体の、あの看護、訪問看護ステーションの看護婦さんも、「なんかすごくやりやすい人で、なんかかわいい人だ」っていうことでね。すごい一生懸命関わってくれて。で、往診医もね、その末期がん。往診医もすっと見つかって、その往診医の先生がすごい一生懸命診てくれる先生で、なんか、こういう人を引きつけるというか。人が集まるっていうのは、この人の徳なのかなって。思ったりもする、すると、なんか本当に尊い人だなって手合わせたくなる。

村上 ああ、なるほどね。

室山さん なんか、偶然性なんだと思うんですけれども。それが、なんか偶然に思えないぐらい。なんか、この人に本当になんか力があって、いろんなものを引きつけているような気がするって思ったときは、はあーって自然に手を合わさるので、尊いって。なんかそういうエネルギーをなんかその人

その人持ってる体験をこう受けるんですけど。（二回目、四頁）

短いなかに一一回登場する「なんか」に室山さんの思いが詰まっている。最後に文法が崩れていくのも言語化の難しさと思いの強さを反映しているのであろう。「往診医もすっと見つかって」の「も」「すっと」という言葉遣いには、個々の人為を越えた大きな力のはたらきが込められている。そのため「自然に手を合わさる」という言葉が導かれる。贈与と交流の水準に移行したときには周りの人も含めて自然とこのような共同性が組織化されるかのようである。こうして周りの人を引きつけるような存在として「妄想デート」の人は描かれている。周囲を避け、周囲から避けられてきた人が、何年もの在宅での関わりのなかで「人を引きつける」人へと反転する。「孤独な場所」にいる〈出会うことが不可能な人と出会う〉という当初の〈崇高〉は、最終的にはひっそりと暮らす姿が「人を引きつける」崇高（sublime）へと昇華（sublimation）する。このとき統合失調症のコミュニケーション障害の背後にポテンシャルとして潜んでいた「人を引きつける力」が新たな統合失調症の定義となり、〈潜在性の精神病理学〉を暗示するのである。「人を引きつける」のは贈与の水準で交流を回復しているからだとしたら、不思議なことではない。潜在的な「ひっそりした佇まい」「贈与することで存在の意味を獲得する人」「人を引きつける力」「仙人のような姿」「貨幣経済をずらした生活」といったようなものが、ここでは垣間見られて

（8）他者の欲望を欲望する神経症者の主体化とは異なり、他者に贈与することを欲望するような主体化とでも言えるであろうか。この点について、小林芳樹氏からラカンのサントーム sinthome 概念がこの主体化に当たるとご教示いただいた（Lacan 2005）。

はいる。

　自分の慎ましい享楽に忠実であり、有用性という規範から離脱しつつ他の人への贈与において自己実現を果たし、人を引きつける、そのような潜在性として統合失調症を捉えることで、室山さんの実践はある未来を描き出す。あるいは未来から統合失調症を描いている。もちろん重たい統合失調症の症状を持つ人にとって、この未来に至るプロセスは平坦ではないし、可能性を信じることでしか続けられない困難な実践でもあるのだ。

第六章　衰弱した患者とのコンタクト
――植物状態の患者とＡＬＳ患者のケア

実践のプラットフォームを作るための基礎に必要不可欠な要素が、相手とつながろうとするということ、相手と何がしかのコンタクトの回路を確保するということである。あらゆるケアは、このような〈コンタクトを取ること〉を基礎に持つであろう。その部分について、植物状態とＡＬＳという二つの極限の事例から少し考えてみたい。他の人とのコミュニケーションは言語が使えなくても成立する。それどころか意識が清明ではなく、意志の力で体を動かすことができなくても成立しうる。身振りや表情によるコミュニケーションよりさらに手前で、何かを伝達することがある。

1　植物状態の場合

コミュニケーションの場

まず西村ユミが、植物状態（遷延性意識障害）の患者さんとのコミュニケーションを試みる看護師を研究した文章を再検討してみたい。

次の引用は植物状態患者を看護するBさんへのインタビューである。

「私けっこう、延々喋ってるんですよ、延々喋ってて。で、真面目な話とか、退院の話とか、あなたはこの先どういう人生歩んでいくのみたいな、そういうところまで話していくと、本人もやっぱり興味ある話だったりすると、真剣な話題だからのってくる感じで。瞬目が明らかにいいんですよ。これは誰が見てもいいでしょうっていうような感じなんです。」（二回目、三頁）〔西村 2002, 210〕

「分かったつもりでやってるっていう不安感がいつもある。〔患者の岡野さんは〕本当は分かってないんじゃないか…。確かにこうなんです。分かってるんですって言い切れないところが…。」（二回目、五－六頁）〔同前〕

こうした経験を通してBさんは、「患者さんの瞬目がどうじゃなくて、こちらの見方」が問われているのではないかと考えるようになった。「相互作用だと思う」とも言っているように、「反応がなくて当たり前」と思ってみていると瞬目も返されない。つまり、見えないと思いながらの関わりが、相手にそれをさせないのであり、見えると思いながらの関わりはその表出をも促すのである。〔西村 2002, 218〕

植物状態患者とのあいだには、通常の意味での言語や身振りによるコミュニケーションは成立しない。すくなくとも意思疎通がほとんどできないとされる。西村のインタビューに登場する患者さんたちは、問いかけに対して反応することはなく、意思を伝えることはなく、看護師の側も患者の痛みや感情を感じ取ることはできない。しかしながらにもかかわらず、看護師の話を聴いているかのようにまばたきをするし、関係が良好な場合は発声も多く見られるという。引用は、このようなまばたきについて語られた場面である。

看護師が語りかけた「内容」を患者が理解しているかどうかは定かではないがしかし、看護師の「興味ある話だったりすると、真剣な話題だからのってくる感じで」ある。まばたきによって患者が何か内容を伝えようとしているかどうかは分からない。目があうわけでもない。〈伝達内容をもたない純粋な伝達〉のようなものである。Bさんの声は患者にとって親しい声として受け止められている、とBさんは感じている。なのでBさんの声には反応しやすいと言えるのであろう。ともあれ何かは伝わっているとBさんには感じられている。

言語にせよ身振りにせよ通じるためには、言葉と身振りの前提として〈相手が私からのメッセージを受け取っている〉という感覚が必要であろう（さもないと、虚空に向かって言葉を投げかけることになる）。この「感覚」は直接何かを伝達するわけではなく、具体的にお互いが何かの内容を共有することでもない。身振りによる表現の手前においてなにがしかのコンタクトがあるのだ。

そしてこのようなコンタクトは「見えると思いながらの関わり」を必要とする。もしかするとBさんの思い込みに過ぎないと言われてしまうかもしれない。しかしケアする側による構えがあってはじめて現実化しうるような、そういうコンタクトである。「反応がなくて当たり前」と思ってしまうと不可能であるような、そういうコンタクトである。患者が聞き取り反応する可能性を、看護師の側が準備しているような、そういうコミュニケーションへ向けての可能性である。

しかしこのようなコンタクトは、内容があいまいであるという意味で、はかないだけではない。そもそも、「分かったつもりでやってるっていう不安感がいつもある。［患者の岡野さんは］本当は分かってないいんじゃないか…。確かにこうなんです。分かってるんですって言い切れないところが…」というように、伝わっていないかもしれないという意味でだ。限界の身体状態で対人関係の本質があらわになっているように思える。「通じていると感じているが、分かっていないかもしれない」という曖昧さが対人関係には属しているのである。コミュニケーションがそもそも持っているはかなさが際立つなかで、Bさんはつながりを維持しようという努力を一貫して持ち続ける。この努力こそがはかなくあいまいなつながりを可能にする。

コミュニケーションの場とコンタクト

看護師のBさんは伝達への意志が、患者の反応を促すと感じている。つまり看護師の側でコミュニケーションの場を意識的に開いている。

通常のごっこ遊びや会話であれば、意志にかかわらずお互いにとって「自動的」にコミュニケーションの場は開かれる。言葉を使うにしろ、身振りや表情にしろ、通常のコミュニケーションの場合は自ずと相手に〔間違いや嘘もあるだろうが〕何かの意図が伝わってしまう。この働きの基本的な構造は、ごっこ遊びのなかで働く空想の仕組みに由来すると私自身は考えている〔拙著『治癒の現象学』では超越論的テレパシーと呼んだ〕。ごっこ遊びにおいては、石ころが「ケーキ」に見立てられ、遊び相手は否応なく「ケーキ」を見てしまうであろうし、空想上のままごとの場面を生きてお母さん役、子ども役として出会ってしまう。そして遊びの空想世界において、生身の体だけでなく空想身体同士が出会う。この空想の伝達と空想身体の出会いこそが、コミュニケーションの核となる構造である。ところで空想はそもそもはかないものであり、さらに二人の間で空想が共有されるということも自明のことではない。空想の共有は自ずと生じる出来事なのだが、同時に常に断絶し、消失しうるはかないものである。空想の共有としてのコミュニケーションは、それゆえにそもそも構造上はかなさを含みこんでいる。

植物状態の患者のケアに戻ろう。患者の思考（空想）は確かなものではなく、Bさんはあえて看護師の側から半ば一方的に、コミュニケーションを開こうとしている。看護師が関わっている「こちらの見方」の「見方」とはまさにコミュニケーションを開こうとする作用、患者からの応答の可能性があるという想定にほかならない。

例えば、乳児に対して、大人は一方的に相互のコミュニケーションが可能であるかのように振舞うのも同じである。しかもこの場合、この一方的な振る舞いが実際にその後の子供の発達にとって本質的な役割を果たすであろう（ヴィゴツキー）。「見えると思いながらの関わりはその表出をも促すのである」（西村 2002, 218）という西村のコメントは、（乳児の言語獲得にも当てはまる）コミュニケーションの出発点（原創設）を示唆している。一見すると、先述のように自動的に成立しているかに思えるコミュニケーションも、実はあえてつながろうとする力に支えられている。健康なコミュニケーションの場合は意志とは無関係に空想が共有されるがゆえに、このはかなさは見えにくくなっている。しかし空想は常に消えつつあり、コミュニケーションは常に途絶えつつある。コミュニケーションは消えつつある空想を相手がつかみとろうとする意志によって最終的には支えられることになる。

ただしこのコミュニケーションへの意志は看護師の側の思い入れに過ぎないかもしれないのであって、機械で測定することはおろか、第三者によって確認することもできないような主観的な現象であり、さらに言うと、看護師本人にとっても自信のない現象である。しかしコミュニケーションへの「意志」であり、かつ相手が何かを伝えているという「確信のないあいまいな直観」であるという事実は、何らかの本質を指していると思われる。つまり〈根拠のない跳躍〉のようなものがコミュニケーションをする主体を作っている。

しかも、この思い込みは、実体のないこちら側の思い込みや情動の投影なのではない。というのは、そもそもあらゆるコミュニケーションがそれを前提とするような、そういう思い込みであり、それがなくてはそもそもコミュニケーションというものが成り立ち得ないような、そういう思い込みである。日常のコミュニケーションは自ずと思考を共有する働きであるが、そこには〈不可避的なあいまいさ〉と〈逃れようとするものとつながろうとする意志〉〈消えつつある伝達を維持しようとする意志〉が隠れている。そして思考（空想）としての日常のコミュニケーションから空想内容を消去したときに残るのが、「伝わっている気がする」というあいまいな現象である。本事例はおそらく例外的な状況であるがゆえにコミュニケーションに本質的に属する「あいまいさ」という性格が浮かび上がるのである。そして伝わっている「気がする」というあいまいな直観がコミュニケーションが成立するための支えとなっている。

あいまいな現象の疑い得なさ

ところで、このあいまいな体験は、にもかかわらず「疑うことのできないもの」でもある。

その頃のBさんは、自分で感じとったことを「そうじゃないんじゃないか」「声かけてタイミングよく返事があったけど、それはたまたまかもしれない」と懐疑的に捉えるが、そもそもそのように疑うこと自体に「無理」があったのである。岡野さんと関わる中で、「無理」をしている自分がいた。しかし、その「無理」なくしては、岡野さんのまばたきの意味は見えてこなかったのではないだろうか。ずっと考えて辿り着いた「無理をすることはないのかな」という感覚。何度もふり返り問いなおす過程を、患者と関わりつつ経てきた。それを経たからこそ、「それからなんとなく自然に」「そうやって、そのまま受けとるようになった…素直に」と思うことができるようになったのである。（西村 2002, 223）

「たまたまかもしれない」という「あいまいな」現象は、「疑うことに無理がある」現象でもある。「疑う」ことは、自然なコミュニケーションとは異なる、もっと高次の反省・判断の水準にある。だから「疑う」ときには「通じている感じ」とはすれ違う。それゆえ論理的にも、「疑うことには無理がある」のである。

興味深いことに、このような自分では疑うことはできないけれども確かでもない「あいまいさ」への気づきは、かえって高次の理性的な作用である懐疑を促す。そもそも「疑う」こと自体、この現象の「あいまいさ」に促されて生じる判断の作動である。「しかし、その「無理」なくしては、岡野さんのまばたきの意味は見えてこなかったのではないだろうか」と西村がBさんの意図を汲んで書いているのは、「疑って」「無理」をしてみたけれども（事象の水準が異なるために）「あいまいさ」の意味に到達することはできないが、この疑いのプロセスを通して日常の視点では見逃される背景の現象が捉えられて気づきにいたるからである。

疑いを経由することによりコミュニケーションの場を開く努力が、必要な努力として浮かび上がってくるのである。とりわけ、この「あいまいさ」が相手とのコンタクトに関わるがゆえに、何も伝達しないコンタクトがある種の「謎」として看護師を触発し、疑いの段階を経て、〈植物状態患者と積極的に日常会話をする〉という新たな看護のスタイルの産出を促している。このスタイルは〈コンタクトを開こうとする構え〉というプラットフォームに根ざしているのである。

人間の事物化について

このあいまいなコミュニケーションが〈はかなさ〉を含むものであり、真につながろうとする〈意志〉のもとでのみ成立することを示す別の例が西村の記述にあるので紹介したい。

植物状態の患者さんとは以上のようにコンタクトが可能であるにもかかわらず、逆に「聞こえたらまばたきしてください」というような命令口調の声かけには反応しないという。

このことはBさんの、例えば医師らが返事を見せて欲しいといった時のように、「他の人がいる前でやるのは話じゃなくて声かけ」という語りの中に如実に表されている。Bさんにとって「話」と「声かけ」は違っている。「声かけにも反応返ってくるときはある」が、話は、まさにいつもBさんが患者の傍らで行っている営みであって、「なんかね、人間として、人間と人間とでね、本当にね、あなたと話したいって感じで…」「自分の気持とかそういうものを交えて告白するみたいな感じ」で行っていることなのである。そのときの瞬目は、「目に力が入って」おり、「意気込みが違う」「気持ちがのっている」ように「伝わってくる」という。つまり、岡野さんとの話のなかから自然に押し出されて

> くる訴えかけが、その時の瞬目には宿されているのである。それが、「瞬目反応とかあまり出してくれない患者さん」の瞬きに、「本音」を感じさせるのではないだろうか。
> 一方声かけは、「単発的にこちら側からかけた、…挨拶とか、何とかしますよ、いいですか」のようなやりとりだという。医師に岡野さんの返事を「見せてよ」と言われてしているのは、この声かけなのである。（西村 2002, 217 強調は西村による）

ある植物状態の患者さんは「まばたきしてください」というような命令の「声かけ」には反応しないが、返答を求めない雑談には反応しているように見えるという。この二つは何が違うのであろうか。看護師のBさんは、ここに患者さんの拒否を読み取っている（西村 2002, 218）。少なくとも命令の声かけと日常会話とのあいだに質的な差異があり、それを患者は感じ取っているということになる。

反応を確かめようとする声かけとはなんであろうか。一見すると、相手に向かっての呼びかけであり、患者に働きかける十全なコミュニケーションであるように思える。しかし医療者の側から見ると患者の身体の状態を確かめるための行為であり、むしろ生理的な身体への、道具的な働きかけの一種である。さまざまな医療器具や薬の連関のなかに患者の身体がフィットしているかどうかを確かめる手段として「痛かったらまばたきしてください」と訊ねる。[1] このとき患者の身体自体はひとつの機械として「故障」しているかどうかが点検されている。[2] 声をかけた相手とつながろうとはしていない。これはコミュニケーションではない。

もちろん「まばたきしてください」と声かけする行為は、たしかに患者のコミュニケーション能力を前提としている。患者が反応することに成功するとしたら、呼びかけを受容したことになるからである。

それゆえここでは道具使用とコミュニケーション能力が浸透しあっている。しかし「なんかね、人間と人間とでね、本当にね、あなたと話したいって感じで」コミュニケーションを開こうとはしていない。コミュニケーションのはかなさを予感しつつも繋がろうとする努力がされていない。患者は機械で測定する生体に過ぎないからである。先の引用で西村が「自然に押し出されてくる訴えかけ」と呼ぶ、あいないな患者の属性は「あなたと話したい」という〈逃れようとする人とつながろうとする意志〉と連動する。Bさんの「なんかね、人間と人間とでね」という「なんかね」のなかに、彼女が感じているコミュニケーションを開くための力が表現されているであろう。

底なし沼としての眼――コンタクトの喪失

コンタクトが失われたときにコンタクトの存在が明らかになる。

痙攣発作が起こる前までは、声かけに対するまばたきの動きで、コミュニケーションをとっていた。「もともと白内障があって見えているかどうかは別だけれども」、少なくともAさんにはそのように感じ取れていた。Aさんの表現では「聞こえて分かる、見えてるかなっていうような、私が映っていて、分かってくれてるだろうなっていうのが、ぱっと見て分かっていた」という。しかし、約二日間の痙攣後に「ぱっと目をのぞき込んだとき、私が映っていない」という印象を持った。そして、Aさんはこの大痙攣を契機に「住田さんの目付きが変わってしまった」その眼をのぞき込んだら何も映ってないような気がした」と言う。しかし、他のスタッフの記録には「パッチンと瞬目がある」と書かれており、「瞬目があいまい」と記録していたのはAさんだけであった。このような他のスタッフとの見方の違いについて、Aさんは「痙攣を起こしたという情報が私のなかにインプットされて私の目にフィルターが掛かっていた可能性があった」とも考えたようだが、どちらが正しいかと言うよりも、自分の直観で「そう思っちゃったから仕方ない」と話す。（西村 2001, 87）

「（…）底無し沼じゃないけどなんか、なんかこう泉を覗き込んだときのような感覚、真っ暗でその先に何も無いような気がしたんですよ。…本当にそう、普通に今までと同じように話しかけたけども、何かね目が真っ暗だったんです、眼の奥が。いや普通人間の目の奥は暗いんですけど。暗いんだけども、そういう暗さじゃなかった。…だから知らないそのポッカリ開いたものを恐る恐る覗くとなると、やっぱり見えてくるはずのものも見えないっていうのはあると思う。」（西村 2001, 88）

食道がんの進行によって痙攣発作を起こす前と後で、患者さんの「目付き」が変化する。発作のあとは、「底なし沼」「ポッカリ開いたもの」になってしまい、もはやそこにおいてコンタクトが可能になる目ではない。逆にいうとそれまでは、たとえ目があうことはなく直接の反応が返ってくるわけではなくても、コンタクトと思われるまばたきはあったわけである。「見えてるはず」というのは、そこに人がい

（1） 看護研究でときに主題となる痛みのスケーリングでも同様のことが生じるように思われる。痛みを数量的に表現することを要請されたときに患者はしばしば苛立つ。その一因は、自分がモノとして扱われてるという直観、看護師が本当にコミュニケーションをしようとしていないという感覚であろう

（2） ハイデガーの用語で言うと、他者への気遣いである顧慮ではなく、あくまで道具使用への気遣いとしての配慮が問題になっている。

るという感覚、何らかの仕方でコンタクトが取れるかもしれないという感覚とつながっている。あるいはその人が生きて私が同じ世界に住んでいるという感覚でもあろう。もちろん、痙攣発作のあとも患者さんは生物学的には「生きている」。しかしその目は「真っ暗だった」のである。このとき別離が現実化する。このとき生物学的な死とは異なる仕方で、「現象学的な死」とでもいえるものが登場する。住田さんは生物学的にはまだ生きているのであるが、なにか「死」そのものとの出会いとしか言いようのないものがここには描かれている。

言い換えると、目には生物としての生とは異なる経験の水準の生が示されるということであり、この経験の水準の生は、他の人とコンタクトを取りうるかもしれないという対人関係の最低限の可能性と関係しているのである。なぜ葬式では遺体のまぶたが閉じられているのだろうか。遺体の目を人が恐れるからであろう。この恐怖は〈生とのコンタクト〉の喪失への「畏れ」である。これは「そう思っちゃったから仕方ない」経験であって、確証があるものではない。繰り返しになるが、この確証のない直観こそが、まさに対人関係の根幹にある特徴ではないかと思われる。

植物状態の患者とのコンタクトは具体的には何が伝達されたのかがわからないものの、なにかが伝わっている感覚であった。この現象は、完全な断絶が起きたときにふりかえることであとから確証されるようなそういう現象だったのである。

2　体の衰弱とコミュニケーション――ALSから考える

相手が生きているという感覚は、日常的には相手とやりとりが出来るということとほとんど同じことだ。ところが、重い病や障害で、意思を伝達することが難しくなってきたときに、この「生きている＝コミュニケーションできる」という公式が試されることになるのかもしれない。コミュニケーションをめぐる困難は、「生とは何か」という問いに光を当ててくれることになる。先ほどは思考が不鮮明になることでコミュニケーションが成立しにくくなってゆく植物状態患者の例を考えた。今回は川口有美子がALSに罹患した母親を自宅で介護した記録をつづった『逝かない身体』を引用しながら、意識はクリアなのだが体が動かなくなることでコミュニケーションが難しくなる場合を考える。

二人で作る意味――意訳とコミュニケーション

まず全身の筋肉が動かなくなる閉じ込め症候群に陥る前の段階について考える。体は次第に動かなくなるのだが、この段階では空想の共有としてのコミュニケーションは成立する。閉じ込め症候群にならない限り、ALS患者は唇の運動や眼球運動を媒介として意志を伝えることができる。そのためお互い慣れた信頼できる介護者とのあいだではコミュニケーションが成立する。

たとえ誰にでもわかるようなはっきりした表情は作れないとしても、周囲はいつまでも患者の笑顔を見たいと思っている。だから周りの者は、日ごろから良い反応が出そうな話を選んでは話しかけ、微細な表情を呼び起こしては、その意思を読み取ろうとしている。こういった努力は家族だけではなかなか難しいが、ALSの障害に慣れた看護師やヘルパーによって日常的に行われているはずである。そうしているうちに、介護者は笑顔だけはなく、憤りや悲哀の気持ちも読み取れるようになる。

患者と介護者とのこのような親密な関係を指して、「たった一人にしか読み取れないのでは信憑性に欠ける」という専門家もいるかもしれない。〔…〕しかしそんなことより、ALS患者とのコミュニケーションから学ぶことは別にあるだろう。たとえば、患者は誰にでも気軽に話しかけたり応えたりはしないということである。コミュニケーションに証拠を求めるような人には話しかけたくないのである。これは特にALSでは顕著なので「気難しい」と言われることもあるが、逆に少数の者だけが絶大な信頼を置ける相手として、つまり一文字一文字伝える苦労をしてでも話しかける価値のある相手として、当人から指名される。（川口 2009, 217-218）

お互いがコミュニケーションを取ろうという意思を持った場合にのみ、そして介護者が努力した場合にのみ眼球運動や微細な顔面筋の動きの読み取りが可能になる。そして努力を惜しまない人だけが「話しかける価値のある相手」として患者によって選ばれる。客観性が問えない場所でこのようなコミュニケーションが成立する。ここでは特に介護者側の積極的なかかわりが重要になる。

以前、筋ジストロフィー症の患者さんが多く入院しており、少数のALSの患者さんもいる病棟を見学したときのことを思い出す。原因とプロセスは異なるが、どちらの病も次第に体が動かなくなってゆく病気である。患者さんは発声が難しくなり、身振りや表情による伝達も困難になってゆくが、しかし看護師たちは努めて冗談を言い合い、患者さんに向けても冗談を言い、騒がしいほどに明るく看護をされていた。それまで論文のなかで読んでいた筋ジストロフィー症の世界が静逸な印象を残すものだったので（小村 2007、菊池 2011）、とりわけ印象に残っている。患者自身は静かなのだが、看護師たちが患者さんのかすかな反応を引き出すため、そして患者さんが本当は行うはずだったはずのコミュニケーションを代わりに演じているように感じた。

逆に言うと、健康なときのコミュニケーションは身体の生理的な運動に支えられている。生理的な作動が順調であるがゆえに背後に隠れているときに、円滑な身振りや表情の伝達が成り立っている。ALSにおいて体が動かなくなるとき身体が際立ってくる。〈隠れ〉から、目立つ「不動の身体」（立岩真也）へと変換が起きる。

要点は二つある。一つ目は、周囲の能動的な「努力」がコミュニケーションを可能にする。ある意味でコミュニケーションは介護者の側が作り出す。聞き手がコミュニケーションの場を開く必要がある。聞き手の意欲と技術が必要となる。二つ目は、それゆえにここで成立する伝達は「信頼」に依存している。自然科学的なエビデンスは確保できない次元で成立する。このことは弱点ではなくポジティブな意味を持つ。人間のコミュニケーションが単なる信号の伝達とは異なる次元で生じているということの帰結であろう。自然とは異なる水準、現象の水準でのプロセスである。相互の努力と信が断絶を越えるのである。

ALSの介護に限らずあらゆる日常のコミュニケーションにおいて、空想というあいまいではかないものが共有される以上、コミュニケーションとは聴き手の努力によって成立し、持続するものであるということを示している。身体の自然における水準での衰弱は、かえってコミュニケーションに潜むこのはかなさと努力の構造を浮き彫りにする。

このような能力を積極的に使いこなすのが「意訳」という技法である。自分自身がALS当事者である橋本操のコミュニケーションについて述べた部分を引用する。

　ヘルパーが、「あ、か、さ、た、な」と五十音を横に読み上げる。橋本さんが確定の合図をしたところで、今度はその列を縦に「か、き、く」と読む。そこで、一文字を瞬きで確定。ここまではいつも通りだが、〔議員への陳情など〕交渉時ではそれら一つひとつの音をつなぎ合わせた短文を、今度は私が学生から引き取って、意味を膨らませて説明をするのである。（川口 2009, 208）

> 自分が伝えたいことの内容も意味も、他者の受け取り方に委ねてしまう——。〔…〕
> そんな橋本さんのコミュニケーション方法を体験してみて、私はやっと母にどうすればよかったのかがわかってきたような気がしてきた。母の思いを受け止めていること、信頼されていることに、もっと自信を持ってもよかったのだ。〔…〕
> ＡＬＳの人の話は短く、ときには投げやりなようでもあるけれども、実は意味の生成まで相手に委ねることで最上級の理解を要求しているのだ。（川口 2009, 211）

意味は聞き手とともに作られる。患者が介護者に意味の生成をゆだねているのだから、まちがいや誤解はもはや問題にはならない。

身振りを介した空想の共有の顕著な例は、落語の身振りだと考えればよいであろう。観客はありありと演じられている情景を目のあたりにするのである。ところが、ＡＬＳのように体が動かなくなってゆく病では、身体の衰弱ゆえに空想の共有が難しくなる。ありありとした空想を生み出す身振りは不可能となり、むしろほんの少しの身振りで文字盤の「あいうえお」を確定してゆくというような一対一対応する記号に依存したコミュニケーションになる（意識がクリアなのに身振りができなくなることで生じるコミュニケーションの困難は、意識がクリアでなくなる植物状態とは異なる仕方の困難である）。一見すると文字盤のような記号を用いるときには空想は働く余地がないかのようにみえるかもしれない。しかしそれは違う。と言うのは、あまりに少ない言葉しか発することができないため、行間を埋める努力が必要になるからである。そして行間を埋める伝えたい内容を理解する作業は文脈を共有することによって成り立つ。文脈を共有するとは、同じ情景を生きる作業、同じ空想世界を共有する作業であり、ここでは落語を鑑賞するときと同じことが起きている。しかし介護の場合は、聞き手＝鑑賞者＝介護者に努力と技術がより多く必要とされるのである。

それゆえちょっとしたまばたきなど何らかの媒体さえあれば、介護者の空想身体とつながりうるのである。空想が作動していて、眼球運動などの何らかの媒体がある限り伝達は可能である。「意訳」という仕組みは、このコミュニケーションのもつ〈空想の共有〉という側面を拡大したものである。介護者の能動的なかかわりとは、お互いの空想身体を接続させようとする〈意志〉[3]のことである。コミュニケーションを成り立たせようとする介護者たちの意志がコミュニケーションを作る。「母の思いを受け止めていること、信頼されていることに、もっと自信を持ってもよかったのだ」とは、このコミュニケーションへの意志と確信の重要性を示している。

そのうえで川口の手記から新たに分かったことは、コミュニケーションにおける「意味」生成がそも

(3) 奇妙なことだが、コミュニケーションは通常自ずと成立している。そのようなときにもこの〈意志〉は働く。この自ずと成立するコミュニケーションの構造のある側面をフッサールは感情移入と呼び、これを受動的総合の一種と考えた。とすると、フッサールが受動的と考えた現象が、私の文脈では能動的な〈意志〉として登場するということである。逆に言うと、他者との切断は、フッサール的な受動的総合以上に受動的に人間が考えうることになる現象である。

そも二人以上でなされるということである。一人の空想ははかなく消える。言葉の意味は、（相手が理解した意味において通じるというだけでなく）そもそも相手の聞き取りにおいて初めて生成し成就するのである。語り手の意図を相手が聞き取るのではない。語り手の意図は、聞き手の意志において生成するのである。語り手のはかない空想は最小限の身体運動と聞き手の意志に支えられることで、意味となり持続する。患者における意味生成が介護者において実現するのである。空想の共有によるコミュニケーションの極限値のひとつが、介護者が「意訳」という聞き手による「意味」生成であろう。そして思考の本質的なはかなさと、それを埋める話し手の努力・意志のせめぎあいとして、コミュニケーションが描かれる。

意訳は特殊なものではなく、人間の日常的なコミュニケーションの構造を極端に浮かびあがらせている。私たちは多かれ少なかれ「意訳」を行っている。さらに「意訳」の先には、何かが伝わっているが確信は持てない、という植物状態や認知症の人とのコンタクトがありうる。

3　ゆっくりした対話

ALSはときに閉じ込め症候群という、意識がはっきりとしたままままったく体を動かせなくなる状態にまで至る。このとき身振りや表情、記号を介して即座に空想を共有するコミュニケーションの可能性は絶たれる。次の初めの引用は、川口の母がまぶたをも動かせなくなって完全な閉じ込めの状態になった瞬間、次は閉じ込め症候群に陥った直後の母の様子である。

私は朝から何度も瞼に張ったスイッチの位置を調整していたが、母はとうとう瞼を一ミリも動かせなくなっていた。母は目を閉じて押し黙ったまま努力することを諦めた。

私はその瞼の皮膚から、アルミニウムの小片とピンセンサーをそっとはがして、電気コードと一緒に丸めてベッドわきのタンスの引き出しにしまった。〔…〕母の閉じた瞼のあいだからも、幾重にも涙の筋が流れ落ちていた。（川口 2009, 56）

誰もそばにおらず数分ほど時間が経過してから母の顔を覗き込んでみると、いく筋も涙を流した形跡があったりする。この涙が心理的なもので何を訴えているのか、それとも生理的な欲求なのか、身体のどこかが痛かったり痒かったり動かしてもらいたかったりすることの訴えなのかは、親しい介護者でなければわからない。患者のすべては受け取り側の感受性にゆだねられているのである。（川口 2009, 136）

たしかに患者の瞼から流れるのが生理学的なプロセスとしての涙なのか、感情表現としての涙なのかを決定する客観的な手段はない。しかし涙のあいまいさにもかかわらず「親しい介護者」は両者を区別し、患者の意思を読み取ることができると川口は言う。瞬時に空想が共有される健康なときの身振りや表情、言葉のコミュニケーションとは異なるが、「身体的対話」（川口 2009, 175）は残るのだ。

そしてもう一つ付け加えることができるのは、ＡＬＳの患者はみなしばらく前まで普通に生活を送っていた人だということである。そして介護する川口もそれまでは家庭の主婦だった人である。つまりこのような物を言わない事物と化した身体とのコンタクトは誰にもひそんでいる力なのである。

水分を媒介とした身体的対話

言語と身振りによる伝達がとだえたときには、別のタイプの対人関係が成立することになる。

病人に寄り添っているだけでも、一日のうちに様々な汗をかいているのに気が付く。〔…〕また心理的なこと、焦りとかストレスで発汗している場合がある。発汗には質的な違いもあるから見逃せない。〔…〕

汗だけでなく、顔色も語っている。これは健康な時とそう変わらない。運動神経疾患の人は表情が硬くなるので感情まで失われたように思われてしまうが、動かぬ皮膚の下の毛細血管は、患者の意識と生き生きとした情感がここにあることを教えてくれる。（川口 2009, 184-185）

涙のように直接的に感情を表現するものがある一方で、気分や体調の変調は汗や血圧や顔色の変化として表現される。汗だけでなく血圧や顔色もまた血流という水の流れによって生じるものであるからやはり水が媒体となっている。水は（身体の衰弱において異物となり、隠れた状態から露出するとともに）、逆説的ながら、顔色の変化から体調や気分を類推するというような「身体的対話」の道具となるのである。この「ゆっくりとした」という形容は、事象の本質を名指すカテゴリーである。記号や身ぶり、表情のように、意思を即座に伝達する通常の「すばやい」コミュニケーションとは異なる様式が要請されている。しかしこの場合でも〈聞き手の意志こそが伝達を支える〉という事情には変化がない。

比較的に「すばやく」感情が伝達される涙は別にしても、脈拍や血圧や顔色の変化は直接に患者の思考を伝達するものではない。涙や血色は生理的なプロセスであり、健康なときにはコミュニケーションの背後に隠れている。しかし衰弱において逆に知覚対象として際立ち、「患者の意識と生き生きとした情感」を媒介とする記号となるのだ。（場合によっては患者の意図とは無関係に）介護者の読み取りのプロセスを通して成立するのが何らかの「意味」である。「ゆっくりとした」対話においては、「対話とは思考や感情の伝達である」という先入見を捨てる必要がある。「母の気持ちを血圧データから想像」するときには、意思伝達とは異なる種類の記号の読取に基づいた伝達が実現している。

生に触れる

体が完全にまひする閉じ込め症候群の現象学的な定義は、表情を読み取るようなノンバーバル・コミュニケーションまでも使えない状態ということになろう。すなわち空想の共有を媒介する合図が不可能になった状態である。橋本操が「根性がないから閉じ込め症候群になる」（川口 2009, 206）と語るのは、この合図を作り出し読み取ることは、介助者の努力・意志によって限りなく可能である、というメッセージでもあろう。

とはいえ現在の医療技術ではまだ閉じ込め症候群は避けられない（近い将来に先進国では克服される可能性はあるが）。しかし閉じ込め症候群に陥いり、さらに眼球運動までもが止まってしまっても「対話」が途絶えることはない。絶対的な沈黙の世界は存在することがない。つまり「ゆっくりとした」対話は可能である。

私があれほど心配していた絶対的な沈黙の世界は、母の病気がどれほど進行しても訪れることはなかった。病んで静まった身体との対話は、活発に、そして最期まで続いたからだ。（川口 2009, 114）

こうして顔色や汗、血圧などを通して関係をとることになる。この閉じ込め症候群における「身体的対話」は、コミュニケーションとは異なる経験である。身体的な介護がそのままコンタクトになる。ただし涙や汗から気分を読み取ることができるのは、閉じ込め症候群に陥る前にすばやいコミュニケーションに則った「意訳」を尽くしているからであろう。コミュニケーションの蓄積が、最後のコンタクトを可能にしているのだ。

ほんの少しのシグナルからコミュニケーションを生み出し、コミュニケーションの場としてのコンタクトを感じ取り、求めること（植物状態患者の看護）、シグナルが不可能になったとしても生そのものを感じ取ること（ＡＬＳの介護）、これらの極めて基礎的な対人関係の技法は、おそらくあらゆる対人ケアに伏在し、あらゆる実践のプラットフォームの背後で働く仕組みであろう。

第Ⅲ部　看取りと享楽のプラットフォーム

——看護実践における楽しいことの問い

第七章　娘が作ったエビフライを食べて死ぬ

――死と行為の共同性

第Ⅲ部は看取りを舞台とする。死はあらゆる実践がそこで不可能になる地点なのだが、しかし逆説的なことに、しばしば看護実践はこの不可能な地点をめぐって成立する。そしてこのときに序論で示したプラットフォームがはらむ要点がより浮かび上がってくる。それは享楽と欲望の問いである。人は何を望むのか、何を楽しむことができるのか、そういったことが死を前にした看護においては際立ってくるように思える。ここでは実践のプラットフォームがもつ欲望と享楽との関係に焦点があたってくる。状況に応答する行為は多くの場合協働的なものであり、そのつど特異である。死への直面と協働の行為という角度から問題を取り上げたい(1)。

(1)　ハイデガーは死という出来事を日常的状況が無効になるを代表する例として特権的に扱った。ここでは確かに死に直面することを問題にする。ただし、ハイデガーが考えるのとは異なって死との直面はそれ自体共同の作業である。

1　手で看る看護

一九五〇年の日本では約八割の人が自宅で亡くなっていたが、一九七五年には五割になり、一九九二年頃には二割を切るまでになった。二〇〇九年には一割強が自宅で、八割弱の人が病院で亡くなっている(2)。このような流れのなかで在宅でのがんの看取りのパイロット事業は一九八〇年代なかばより始まったが、一九九一年より老人訪問看護ステーションが制度化され、二〇〇〇年の介護保険法の制定など、在宅医療推進へと政府は舵取りをしている。

三木さんは二〇年ほどの経験がある女性看護師で二年ほど前に精神科病院に転職し、精神科訪問看護に携わっている。前職では一〇年以上成人の訪問看護を行い、社会福祉士やケアマネージャーの資格も取得しているなど在宅医療に精通している。三木さんは終始、おだやかにゆっくりと話をされた。私自身は、精神科訪問看護での三木さんの実践を見学したが、統合失調症の患者さんに対しても、体への心配りを丁寧にされていた。以下では看取りに関わる身体科の訪問看護時代について語った部分を引用してゆきたい。高度な医療技術が発展するなかで、人は病院で死ぬようになってきた。在宅医療の推進にともなって、看護が元来持っていた（と三木さんが考える）姿が生き返る様子が伺える。全体は三つの内容からなる。手で看ること（第一、二節）、支援のネットワーク作り（第三、四節）、看取りの時間（第五節）である。

三木さん　看護と医者っていう分野ってやっぱり全く違うし、他のメディカルさんの分野もみんな違う。特殊的な。で、そのなかで看護っていう字は、手で看て護る。

村上　うん。あ、はい。そうですね。はい。

三木さん　で、あのナイチンゲール…の本とかも、あの頃。マザーテレサさんとかの本とかも。よく小学校時代とか読むんですけど。やっぱりあの人たち、みーんな手で看てきてるんです。手で看て。その、自分の手で看た判断で、あの、こう医療がいるのか、あの、看護として環境や整備をしてったほうがこの人が良くなるのかっていうのを看てきたっていうところにね、私はすごく感動を覚えちゃって。ほんならもしもこの世界に災害とか起きたり何もなくなったときに、私の手だけとか、私の目だけで、この人の、を、癒やすことができるならこんなすばらしい仕事はないと思って。選んだ仕事で。（三頁）

この引用では子どもの頃に看護師を目指した動機付けについて語られているが、そのまま現在の三木さんの姿となっているようだ。三木さんは看護の「看る」は、漢字の成り立ちからしても「手」で「見る」ことだということを強調する。このことには二つのニュアンスがある。一つはまさに体で感じ取ることが大きな意味を持つということ、もう一つは器械を媒介とせずに「癒やすことができる」ということである。

そもそも「みる」という言葉には多様な漢字が充てられる。[3]「みる」は「見る」「看る」「診る」「観る」

（2）「在宅医療の最近の動向」（厚生労働省、二〇一二年）http://www.mhlw.go.jp/seisakunitsuite/bunya/kenkou_iryou/iryou/zaitaku/dl/h24_0711_01.pdf（二〇一五年九月六日確認）

と、状況に応じて変化するであろうし、いくつかの意味が重ねられていることもあるであろう。そのような多義的な言葉として「看る」をつかってゆきたい。さらに「手で看る」は、触覚と視覚さらにはその他の五感を駆使した身体的な関わりである。体で患者の状態やニーズを感じ取り、さらに体で「護る」「癒やす」という関係である。「この人の、を」の箇所では、おそらく「この人の〔病を〕」と言いかけて、「この人を癒やす」と言い換えている。つまり局所的な病への関わりから、患者の人格全体への関わりへと「看る」対象を拡大している。五感で感じる、そして行為することが一体となっていて、さらに人格全体に関わる。とすると、目の前にいる人と、身体のあらゆるチャンネルでつながることが含意されていることが「看ること」のなかには含まれる。つまり第Ⅱ部で議論された、コンタクトをとろうとする働きかけの一つである。

この点は三木さんが繰り返し語ったところのものである。先の引用をもう少し分析する前に、他の引用を挟んでみる。

三木さん　だから救急も居てたんで器械とか私も動くんですけど。それよか、やっぱり自分の手で看たときに「この患者さん今どんな状態なんだろう」って。「どこをこの人は一番に助けてほしいんだろう」って思う、感じれる看護がやっぱり常にしたいんで。（一一頁）

たとえ器械があったとしてもそれをかっこに入れて手で看ることが話題となる。「思う」が「感じれる」と言い換えられていることからも身体的な感知が重視されていることが分かる。さらに、状態だけでなく「どこを〔…〕助けてほしいんだろう」というＳＯＳの感じ取りでもある。

手で看るは、さらに半睡半醒の患者の状態とも関わる。次の引用は末期がんの患者のケアに関わる。

三木さん　全身疼痛管理とかしてても。あのこうお話とかこうチューブを触りながらお話をちょっとこう流れでしていくと。「実は夜中に目が覚めるんだ」とか言ったら。あ、「夜中ほんなら何で目が覚める？」とかしたら、「ちょっと夢んなかで痛いって言って目が覚めるんだ」って言うから、あ、多分麻薬では夢のなかだと思ってるんだけど、「これ効いてない！」とか、自分のその感覚。「あ、薬の調整が必要だ」って、ピンって入ってくるんです。（一一二頁）

ここでの三木さんは何をしているのであろう。患者は話の「流れ」のなかで何気なく夢のなかの痛みについて語る。眠りを破る痛みは、三木さんにとっては麻薬が効いていないという医療的な判断のためのシグナルとして「ピンって入ってくる」。技術的な判断ではあるが、三木さんの言葉遣いは感覚のようであり、身体的な痛みの感じ取りとこの医療的な判断とは連続的なものなのであろう（そしてこの感じ取りは患者の「話の流れ」のなかで何気なく登場したシグナルの感じ取りである。コミュニケーションの流れのなかで「手で看る」ことは成立している）。そしてこの医療的な判断のベースにあるのが、夢のなかの痛みを体の痛みとSOSとして感じ取る働きであり、これが手で看る看護の一例となっている。手で看る看護は、手だけでなく五感全体、身体全体で相手の状態を感じ取ることなのだが、さらには夢や半覚醒状態も巻き込んだ広い関わりなのだ。患者の身体状態を、広い範囲で感じ取り、それを医療的な

（3）　佐藤泰子さん（京都大学）の教示による。

ニーズと判断へと繋げている。

初めの引用の分析に戻ろう。

三木さんは患者のことを「この人」と呼んでいる（二つめの引用でも登場する）。誰か特定の知り合いを思い浮かべているわけではない。患者一般について述べているのだが、にもかかわらず「この人」なのである。誰が相手であれ「この人」との個別的な関わりを結ぶことが暗示されている。目の前にいる人と人格的に〈つながる力〉がここでも話題になっているように感じる。たまたま出会った人と「この人」として関わるのである。[4] 人一般ではない固有名を持った「この人」との関係に入るということ、この個別的関係のなかで看取りが行われる。

ここでの三木さんの語りにおける「看る」についていえば、身体だけで直接に看るということから発展して、いくつかのことが語られているように思われる。一つは、「何もなくなった」ときに、私の手だけとか目だけでこの人の、を、癒やす」である。世界に「何もなくなった」という極限値を設定したときに、それでもなお成立するケアについて三木さんは語っている。ここでは医療が不可能になるという、高度に医療が発達した現代においても最終的につきあたる極限で、それでも看護が可能であるということが話題となっている。

最後は「自分の手で看た判断で、あの、こう医療がいるのか、あの、看護として環境や整備をしてったほうがこの人が良くなるのか」に関わる。手で看る看護と医療とが区別して使われている。手で看る看護師は、他の医療環境へとつないでいくのである。直接手で看ることは医療の手前にあるが、そこで完結するわけではない。

麻薬についての引用では、三木さんの直観は疼痛管理という医療技術を伴っていた。さらにはじめの引用ではもっと広い医療環境の整備が念頭に置かれていた。医療制度がないところでも「手で看る」力は、同時に医療制度へとつなぐ役割をする。患者と多岐にわたる医療支援とのあいだを繋ぐ役割を念頭に置いている。医療が「何もなくなった」状態での看護と、多様な医療へと媒介する看護という二つの極を三木さんは行き来しようとする。医療が他になくなったときにも最後に残るし、かつふだんは医療技術や医療環境へとつなぐ役割も果たすというのである。さまざまな水準で〈つなげる運動〉が三木さんのプラットフォームとなってゆく。

手で看るということで機能上は、目の前の人を五感で感じ取り、護る〈つながる力〉、そして多様な支援の〈ネットワークを作る力〉という二つの力動を捕まえることができる。手で看るというつながる力によって、応答する行為によって、手で看ることはそれ自体支え（holding）を作ることであり、かつ医療が途絶えるという状況に対抗する社会的なネットワークづくりでもある。ここからも第一部のプラットフォームの議論と第二部のコンタクトの取り方の議論は活き続けている。制度の手前に遡った上で、対人関係の〈つながる力〉という基本様式が、〈つなげる運動〉というプラットフォームへと進展するのだ。

2　治療のない状態で看護をする

こうして話題は在宅での看取りに移り、死という極限値が問われることになる。

（4）　補足するとナイチンゲールやマザー・テレサといったロールモデルは「あの人」である。

三木さん　今、がん難民ってあって。がんの方が、今二人に一人とか言われてる時代なんですけど。がんが末期になってくると、あのー、抗がん剤も効かなくなるとかなると医療処置がいらなくなるんで、大きい病院からは退院してくれって言われるんです。でも痛みとか、その治療のない状態でおうちで看るってすっごい家族にとってはつらいことなんですけど。そういう方たちを私たちはわずか本当、がん難民のなかから言えばわずかな方ですけど、その方たちを受け取って、前の病院では、最後まで家族とともに看取りをするっていうのが。二四時間携帯電話を持って。（四頁）

「治療のない状態でおうちで看る」という末期がん患者と家族の状況もまた、医療が存在しない「何もないときに」のバリエーションである[5]。世界に「何もない」という極限値は、在宅医療を推進するなかで姿を変えて現実化しているのだ。ここでは医療がない家庭での状態から、在宅医療を立ち上げる瞬間を描いている[6]。医療行為がいったん不可能になった場面で、新たに行為の可能性を生み出すことで三木さんは主体化してゆく。

このゼロの状態からの看取りという別種の行為の立ち上げの瞬間は「その方たちを受け取って」と表現されている。治療手段がなくなってしまった人を「受け取って」、看取りの可能性を開く。先ほどは手で看ることから病院の医療につなげることが話題となっていたが、今回は医療が不可能になる状況が、看取りという新たな実践の出発点となる。「看る」という行為（とそれが拠って立つ制度[7]——ここでは在宅医療における緩和ケア）の立ち上げを絶えず更新すること、これが三木さんが提示する時間性となっている。さらに付け加えると、そのつど新たに立ち上げる看取りという行為は、いつ到来してもおかしくない死という時間へと対応するために二四時間の対応を要請している。このときの立ち上げは医療という制度がゼロになる状態からの真の始まりである。三木さんの〈つなげる運動〉というプラットフォームは、この立ち上げを支える構えである。

もう一つ話題になっているのは家族である。終末期の家族を家に迎えて途方に暮れていた「家族とと

（5）「今、少子化、超高齢化社会。そしたら、老人をやっぱり長いこと入院させるわけにはいかないし。社会的入院になるからってみんな表に出しちゃうんですけど。病棟は病棟で、表に出せばいいってなってしまうんです。でもおうちだと、帰ってきたおじいちゃんおばあちゃんは、寝たきりだけどどうしたらいいんだっていう状態で」（七頁）。もし訪問看護や在宅医療の仕組みが存在しないままに、がん患者が退院させられたとしたら、「何もない」なかでまさに放置されることになる。これが訪問看護が立ち上がる出発点である。

（6）この「立ち上げ」ということで私の念頭にあるのは、フッサールの原創設（原制度化 Urstiftung）と後創設（後の制度化 Nachstiftung）に関する議論である。フッサールによると幾何学という学問は、その創設の行為をたえず反復（後創設）しないかぎり、実効性を持ち得ない。

幾何学という自然科学が絶えずその起源に立ち返るべきであるというフッサールの論は奇妙に響くが、学問制度ではなく〈行為の制度の立ち上げ〉という場面で考えるならば、〈そのつど絶えず新たに立ち上げる〉ことの構造上の必然性があるのかもしれない。在宅医療という制度は、法的な枠組みだけでは機能しない。絶えず行為者によって再活性化（Reaktivation）するときにのみ、制度として機能する。フッサールはこの仕組のもっともおおまかな枠組みを与えただけであるが、本論の議論はそのうちの一例を詳細に記述していることになろう。Cf. Husserl, Hua VI.

（7）在宅医療はそれぞれの家庭で行われるため、病院での医療と比べるとはるかに個別性が高い。しかし同時に訪問看護師には一定のスキルとステーションごとの習慣があり技術の一貫性が保たれる。このような背景となる一貫した制度の生成と、そのつど個別の実践の制度をメルロ＝ポンティは制度化（institution＝Stiftung）として議論した。制度が偶然に方向付け（sens）、意味（sens）を与えるのである。これは本書がプラットフォームと呼んでいるものの一側面である（Mereau-Ponty 2003）。

もに」三木さんは看取りを立ち上げる。つまり家族もまた看取りを行う行為主体となってゆくプロセスを三木さんは支えるのである。死へと向かうことは、患者一人の決意ではない。死に直面するのは共同性においてであり、そのとき患者は行為主体となりうる。

出会いの時間性

三木さん　よく学生さんにも言うんですけど。二四時間に人生を区切ったときに、私たちが関わるのはその人ががんになったから出会えただけで。たった一分かもしれないって。それを二四時間。でもそのたった一分を。その看護っていう、手で看て護るっていうことを。芯からそのときはやることでその人が安らぎを得れるなら、それが看護っていう世界に入っていくんだから、看護を大切にしてほしいということをお伝えになって。[8]でも今後もそういうふうに伝えていける人にもなりたいしと思って。（五頁）

この引用では別種の限界が提出される。それは偶然の「出会い」という限界である。長い人生の最後の瞬間に、たまたま「その人」ががんになり訪問看護を受け入れたがゆえに、幸運にも「その人」と三木さんは「出会えた」[9]。〈つながる力〉は偶然に出会った人と、「その人」「この人」という関係を結ぶ力である。三木さんは「がん難民のなかから言えば僅かな方ですけど」（四頁）とも語っている。双方にとって偶然のチャンスであり、多くのがん患者のなかのほんの僅かな人である。そういう点的な接触の極限値である。看取りのために訪問看護に入る場合は、一ヶ月未満、しばしば二週間といった短い期間になることが多いという。二四時間換算のうちの一分にしか当たらない長さで、たまたま出会ったときに、〈看取り〉を立ち上げる時間性が作動する。

この偶然性と接点の短さという限界値は、背後にもう一つ別の限界値を隠しているであろう。患者はどんどん体が不自由になり、亡くなる。自分が自分であり続けることが難しいようなそのような限界のなかで訪問看護は行われる。つまり医療が存在しない在宅で医療を新たに立ち上げる創造の瞬間は、患者がどんどん衰弱してゆくになってゆく極限値でもある。緩和ケアの立ち上げはこの衰弱のプロセスの時間と釣り合っている。

複雑な時間構造なので、分析はあとに回すとしても一度整理したい。①医療がゼロとなる状態から、そのつど新たに在宅での看取りを立ち上げる。②二四時間対応する（ここには、病院の機能を訪問看護師が内在化するという側面と、死がいつ来るかはわからないという側面があるであろう）。③「この人」の一生のうちの一瞬だけに関わる。④偶然の出会い。⑤衰弱の時間。⑥「本当の最期のとき」（一〇頁）を作る（後述）。これらの時間の絡み合いは過去現在未来と並んだ数直線上の時間とは大きく異なった時間、看取りのプラットフォームを構成する重層的な時間構造である。

（8）　この部分の敬語が間違いでないとしたら、三木さんに看護を教えた先生を主語においていることになろう。
（9）　偶然の出来事が、しかし全体として統一した意味を持つ仕組みをメルロ＝ポンティは知覚の一面として考えていた。彼が「歴史」や「理念」について言及するときに、この問いが登場する。出会いは偶然だが、この出会いを一貫した看取りの経験へとつなげるプラットフォーム（制度）があるのだ。Cf. Merleau-Ponty 1945, XIII–XIV.

3　在宅での支援のネットワーク作り

いる必要がある。

「手で看る」看護は以上のように、医療のないところで働くが、技術的、制度的なバックボーンを要請してもいる。とりわけ病院の外で行う訪問看護の場合は、看護師自身がさまざまなスキルを身につけている必要がある。

三木さん　〔寝たきりの人の〕ベッドの柵自体も〔必要に応じて〕違うんですけど。そういうことを全部、訪問看護師とかって結構知識で得るために、ケアマネとか取る方多いんです。

村上　ああ。そっか。うん。

三木さん　そうすると、患者さんを上手に退院させて、家で看護、看といとける。で、家族さんもどうしたらいいか分かんないなか。素人さんなんで。分かんないなか、私らが援助。その、「こうしたらいいですよ」って。「こういうときは、もう自分で悩まないでここに相談してください」って言えるのが言える看護師っていうのがすごく必要になってきて、社会福祉士も取って。で、「ほんならこの場合やったら障害福祉課ですよ。こういう場合やったら、あのここの、あの、保健所の誰。保健所の、なんか精神科、精神保健グループとか身体保健グループとかもあるし。で、往診医紹介してくれる場所もあるし。ここ、こういう場合だと医師会さん連絡してください」とか。で、「何かあれば私も間に入ります」とか言えるようなぐらいの知識をつけて動けるようになると、患者さんは地域に帰れて。地域でうまく過ごせる。

で、あの、私たちが、看護師ってやっぱり先生との医学用語もしゃべれるんで。もしも肺の音が、ちょっと熱が出てきたけど、あの肺の音とか聞いてみたら、ちょっとやっぱり肺炎かもしれないというときは、先生に急いでその患者さんの主治医に連絡して。「先生、一回レントゲンでも撮って診てほしい」って頼むと、やっぱり〔医師が診察してみたら〕すごいたいへん状態で入院をすぐに手配してくれたりもする。けど、家族さんだけで〔病院に〕行くと、また、「ちょっとお薬飲んで様子見てください」って帰されたりするときもあるけど。

村上　ああ。はい。

三木さん　その間に、その橋渡しに訪問看護師っていう。手で看ること。手で看て護れるっていうことができる看護師が必要なんじゃないかって。そういう育成が必要なんじゃないかとか思いながら。今二〇年ぐらいなんですけど。（八 - 九頁）

自宅という「何もないところ」「どうしたらいいか分かんない」という状況に、看護師が一人で訪問して手で看ることを三木さんは考えている。しかし三木さんは素手で看るという限界状況にとどまり続けるわけではない。むしろ三木さんが何度も立ち返るのは、困難な状況のなかで、医療やさまざまな社会支援の仕組みへと「間に入り」「橋渡し」していくことである。つまり患者と家族を支える人のネットワークを作る手伝いをする。〈ネットワークを作る力〉は、対人関係の輪を組み替える力、新たな関係を作る力である[10]。これが三木さんの場合の実践のプラットフォームである。「手で看る」ことはまずは目の前の人と五感で一対一で〈つながる力〉を意味し、次につながりを新たな関係へと開いて複数間の〈ネットワーク作り〉へと橋渡しすることなのである。

家族が「どうしたらいいか分かんない」という医療不在の限界に訪問看護が入って、そこから往診医や保健所へとつないでいくことが話題となる。単につなぐだけでなく、適切なベッドの柵を選択する知識までも得るために三木さん自身がケアマネや社会福祉士の資格を取得して、「支援の地図」[11]を作る仕事に積極的に関わり、中継点になろうとする。在宅、すなわち病院医療制度の外へと帰るときには、訪問看護師が制度の「知識をつけて動けるようになる」ことが役立つ。在宅での医療の不在は、三木さんのなかに蓄えられた医療の可能性と釣り合うことで均衡を得る。

そしてネットワーク作りを橋渡しする力が発揮されるためには、三木さんという媒介者のなかに、資格という仕方で来るべきネットワークの潜在的な可能性が未規定的に蓄積されている必要があるのだ。どのような支援の地図が必要なのか、そして用意できるのかはあらかじめにはわからない。つまり三木さんのスキルのなかには多様な支援の地図の可能性が、未規定のまま織り込まれているのである。「〔患者に〕言える」という力は潜在性を具体的な地図へと顕在化させる力である。一人の実践者の行為の可能性には、複数の実践者のネットワークの可能性が織り込まれている。プラットフォームはもともとこのように潜在的に働くものである。

看護師のなかに、制度的な資源が蓄積されることで、手で看ることも可能になる。そしてもちろん医療技術も持っているので、医師へと的確につなぐことができる。先の引用で三木さんは医療と手で看る看護とを区別したものの、実はそれほど単純な区別ではないことが分かる。退院した患者が病院制度の外にでることができるのは、そして看護師が病院の外で手で看ることができるのは、医療技術だけでなく医療制度が看護師のなかに内在化されているからでもあるのだ。三木さんの場合、プラットフォームと規範や制度は対立するものではなく浸透しているのだ。この点は第三章と第五章の千原さんや室山さんとは異なる。

「何もない」ところで看護師が「手で看る」ことは、社会的な支援と医療へと橋渡しし、支援のネットワークを作る力へと行き着いた[12]。状況に応答する実践は、既存の制度やネットワークを再編し直すという動的な形を取りうる。看護師という個人が、状況と制度の再編という大きな単位の動きの媒体となるのだ。

4　支援のネットワークのなかの訪問看護師の位置

三木さん　最後は、器械がなくても動ける看護師になれるようになれたら看護っていうものが見えてくると思うって。
村上　ああ。そっか。うん。
三木さん　私的にはなんかそういうふうにね。そうすると、看護師ってその中心に。訪問看護師。特に、病院では看護師、医者が中心なんですけど。訪問看護師はもう土台っていうか。患者さんや家族のための、土台っていうか。居てるか居てないか分からないぐらいで支援していく。で、患者さんが

(10)　おそらくガタリとウリが「横断性（traversalité）」と呼んだものと近い。ラボルト病院において統合失調症患者と医療者が共同生活を送りつつ、ヒエラルキーという縦の関係を壊し、友人関係という横の関係とも別の仕方で、アトリエやクラブと呼ぶ活動を通して新たな集団を自発的に可塑的に作り出す働きを、彼らは横断性と呼んだのだった（Guattari 1972, Oury 1980）。
(11)　伊藤悠子さん（NPO法人えん）の言葉。

家族さんと本当の最期のときを過ごせるように。こう、時間を作る役割っていうか。それがまあ好きで、もう訪問看護も一五年。私はやってるんですけど。（一〇頁）

さて、ここでは多職種をつなぐ場面について、もう少し具体的に語られる。「機械がなくても動ける看護師」ということで「手で看る」テーマが繰り返されたあと、ここから在宅での支援のネットワークに話題が移る。ところで、ここでは「手で看る」とは実際には言っていない。「器械がなくても動ける」である。つまり「看る」ではなく「動く」に変わっている。つまり支援者たちのネットワークのなかで「動ける」ことを暗示している。手で看ることの一対一関係からネットワークへと視点が移っていることが分かる。しかも「動ける」という言葉遣いには、ネットワークを作るプラットフォームに乗りつつ自由に動くことができるという自由と可能性を含意している。(13)

何もないときでも可能な看護が訪問看護において現実化するからか、今回の引用では、「動ける」（「手で看る」）ことは看護の出発点ではなくそこに到れば「看護っていうものが見えてくる」到達点として登場している。

まず医師を頂点としたヒエラルキー構造が在宅では無効になることが暗示される。全員が横並びのネットワークを作るのだが、そのとき訪問看護師は支援のネットワークの、「中心」であり「土台」でありかつ「居てるか居てないかわからないぐらいで支援」するのだ。ここでは在宅での医療の「中心」は看護師になると語られる。看護師が「中心」ということの意味は、医師を頂点としたヒエラルキーを解除する「橋渡し」役、ネットワークのつなぎ役としての「中心」として三木さんが機能するということであろう。

（12） 一点補足すると三木さんは「私ら」「私たち」と複数形で語ることがある。つまり三木さん個人というより訪問看護師一般の職務としてこのことを考えている。

もう一つ言えるかもしれないことは、福祉の仕組みへと橋渡しする仕事と、医療の知識を持つことで医師につなげることが、そうはいっても別の内容として語られているということだ。福祉においては家族の困難をニーズとしてすくって患者や家族が知らない制度に橋渡しすることが語られている。医療においては「ちょっと」の病の徴候を感じ取って医師につなげること、あるいは患者と医師とが共通の言語を持たないときに専門家としてあいだを橋渡しすることが語られている。二回登場する「やっぱり」は、ここでは潜在的な医療の必要性をあぶり出す瞬間を表している。ある意味でここでも、医療がないところから医療を立ち上げる働きが、語られている。福祉では患者家族が未知の制度へと開かれて新たなネットワークが作られることが語られる。医療の場合は、既知ではあるがうまくつながっていなかった医師へと橋渡しする役割を三木さんは担っている。

もちろん福祉的支援と医療処置ということなる内容に看護師がまたがるということであるが、それだけではない。一見すると、福祉の多職種への接続は横へのネットワークの広がり、医師への接続がヒエラルキーを前提とした縦の伝達であるようにみえるかもしれない。しかしのちほど三木さんはヒエラルキーを作らずに全員が横ならびになることの重要性を強調している。ということは、ヒエラルキーを前提としがちな医師との関係においてもフラットな関係を作る役として、医師との媒介を担っているということであろう。この場合三木さんは縦のヒエラルキーを横並びのネットワークへと組み替える機能を担う。医療から福祉へと外へ向けて支援のネットワークをつなぐこと、医療内部のヒエラルキーを横ならびにならして、つながりやすくすることが話題となっている。これらすべてを橋渡しする媒介者として三木さんは機能している。今回の引用でもその前の引用でも三木さんは学生の「育成」、後進に「伝える」ことに触れている。三木さんは他にも何度か教育への熱意を語っていた。教育とは、在宅医療のネットワークそのものを普及し増殖させることであるから、ネットワーク作りの〈可能性の拡大〉と関連している。

（13） 野島那津子さん（学術振興会特別研究員ＰＤ）の指摘による。

三木さんは支援のネットワークの中心ではあるが土台として透明に「居てるか居てないか分からないぐらい」になってゆく。つまりこの透明さには二つの意味があるように思える。一つは患者と家族が主役である家では、そしてとりわけ看取りの場面では看護師が透明になる必要があるということ、もう一つは支援者のネットワークの橋渡し役となるがゆえに媒体として目立たなくなっていくことである。状況の行き詰まりを飛び越える本来的な実践は、制度の再編という形を取りうるが、このとき実践の媒体となる看護師は、透明になる。このことは次の引用でさらに強調される。

在宅では看護師が「中心」となるという言葉が印象的だったので、私はその点を質問してみた。ところが三木さんの答えは一見矛盾するものだった。

村上　だから訪看って看護師さんの役割がものすごく重要っていうか、看護師さんが主役になりますよね。その、要するに医師ではなくて看護師さんが。何ていうのかな。じゃないですか。

三木さん　うん。でもないです。

村上　そうですか。

三木さん　在宅っていうのは、あの、病院は結構三角が多くて。

村上　ああ。ですよね。ええ。

三木さん　院長が居てて、とか。看護部長が居ててってなるんですけど。在宅っていうのは支援者がこう丸い横つながりなんですよね。だから医者も。お医者さんは、に、毎日行く看護師のこと信頼してくれるから情報欲しいし。私ら以外に、ヘルパーさんていう方が訪問で入るんですけど。ヘルパーさんは、あのー、お風呂とか入れたり。

村上　はい。

三木さん　ちょっと違うお世話をしたときに「なんか手の動きがおかしくなってきてるからもしかしたら、もう、看護師さん、服自分で着れないかもしれないよ」っていう情報をくれたりする。だからヘルパーさんはヘルパーさんの目で生活ができるかどうかとか。小さなことができるかを見てるんです。私たちはそこじゃなくて痛みを診たり。病状が進行してないか。嘔吐がないかとか診たりしてるけど。だから情報を。

村上　ああ。そっか。

三木さん　しっかりもらうためには全部横にならないと。看護師さんは偉いんだ、医者は偉いんだってなっちゃうと、情報がもらえないんで。患者さんがやっぱり中心です。患者さん、家族が中心で、必ず情報をもらえるまでの。こう、横つながりになれる状況を、その最初に作り上げていくっていうか。（一四頁）

三木さんは「横つながり」な関係を作ることを目指す。「丸い横つながり」「全部横にならないと」という言葉が特徴となる。なぜ「丸い」かというと、おそらく中心には患者と家族が位置して同心円状に支援者が囲む形がイメージされているからだ。医療が不可避的に持つ規範に対して、距離・自由をいかにして創りだすのかが問われ、規範とは異なる仕方で自由かつ自発的・可塑的な制度をいかにして創りだすのかが問われている。〈つながる運動〉としての実践のプラットフォームが制度的な水準で具体化する姿でもある。

この横つながりを可能にするのは五回登場する「情報」である。それぞれの職種の得意分野を活かしあうために、お互いの強みで得た知を「情報」として共有してゆく。「情報」とは、いろいろな人が「見る」「看る」「診る」内容を伝達しあうことである。往診や入院時の診察の場面を除くとアームチェア・ディテクティブである医師の知識、家で患者の身体を看続ける看護師、日常の生活支援のなかで心身の状態を熟知しているヘルパーそれぞれに強みがあり見えるものがある。それぞれの「見る」「看る」「診る」という身体的気遣いが、言語的非人称的な「情報」へと変換される。患者との関係の人称性と制度の非人称性が補い合う。「ヘルパーの目」で生活を見たり、三木さんが「痛みを診たり」する。「看る」(「診る」)が、さまざまな「目」によって行われる。多職種によるチームとは「看る」ことの複眼化であるとも言える。情報の共有によって横つながりの関係を作るとき、一対一の「手で看る」関係は、複眼化して在宅の支援のネットワークへと高次化する。[14]

「情報をもらえる」という交換の仕組みは横つながりの関係を要求する。[15] 情報を「もらう」ためには、関係は「横つながり」でお互いの「信頼」が必要であるからだ。「必ず」情報がもらえる状況を「最初に」つくり上げるという強調にも意味がありそうだ。ネットワークは、この立ち上げの瞬間に、のちのちまでの方向付けが決まるということであろう。

もう一度確認したいのは、患者と看護師のあいだの一対一の手で看る関係が、つねに複数の人のネットワークへと開かれているということだろう。[16] 一対一は同時に多数の人のネットワークでもあるのだ。つまりここでは一対一から複数の人達のネットワークへ、縦のヒエラルキーから横ならびのネットワークへという共同体形成の二重のダイナミズムが語られている。つまり〈ネットワークを作る力〉とは、単に新たな人とつながりをつけて新たな共同体を産出することであるだけではなく、〈規範から脱出しつつ〉異質なさまざまな力を変形して交流させることで新たな秩序を産出することである。

ヒエラルキーが横ならびのネットワークに変化する在宅医療では、家族の位置も大きく変化する。次の場面は看取りではなく慢性期の看護であると思われるが引用する。

三木さん　病棟って特に、手術後とかは特にもう「これは触らないでください。私たちがします」とか、あるんだけど。

村上　ああ。そっか。うん。

三木さん　あのー、床ずれなんかでも。その、いろいろぐちゃぐちゃになってきても、〔在宅では〕「取りあえず家族さんでガーゼだけ当てといてくれたら明日また私らきれいに消毒して、しますよ」とかいうのでいけるっていうか。触っちゃいけないんだっていう病院みたいなことはない。家族さんも一緒に参加して。中心になっていいっていう状況を作る。（一七頁）

医療者が行っていた行為が、在宅では家族へと委譲される。（皆の気遣いの中心は患者だが）行為から

(14)　メルロ＝ポンティであればこの高次化を「一貫した変形（déformation cohérente）」と呼ぶかもしれない。身体的な関係を基盤としつつ、言語的なネットワークという異質な制度が形成されるからだ。Cf. Merleau-Ponty 1960, p.97.

(15)　拙著『摘便とお花見』第四章一七二－一七四頁で、訪問看護師のDさんがやはり多職種の支援者によるネットワークについて語っている。Dさんの力点は異職種間の「交渉」にあった。

(16)　この点は現象学や精神病理学の間主観性論がしばしば見逃している点であるように感じる。これらは〈一対一〉あるいは〈複数〉の構造を別々に議論する。

ネットワークを見たときには（全員がアクターであるから）中心が分散する。家族も「一緒に参加して」かつ「中心になっていい」状況を作るのである。そして「状況を作る」の主語は三木さんだから、家族が中心になるネットワークも三木さんが準備している。

看護師が手で看ることが、ここでは家族が手で看ることへと連続してゆく。単に家族の意向を尊重し、患者のやりたい生活を実現するということで「中心」なのではなく、家族がケアの当事者となってゆくことが語られる（病院では家族はケアの主体にはなれない）。

5 看取りと享楽

看取りにおいて三木さんが目標においていたのは、「安らぎを得〔ら〕れる」ことであると思われるが、このことは時間のテーマとして語られる。医療が不可能になる極限でも手で看ること、支援のネットワークへとつないでいくこと、に続いて、「患者さんが家族さんと本当の最期のときを過ごせるように。こう、時間を作る役割」（一〇頁）が三木さんの役割となる。この時間を作る役割は、つぎの引用のように具体的な仕方で実現する。

三木さん　で最期、痛みがない状態で。最期、あの「僕らが家族で一番楽しんでた旅行に、あそこ行きたいんだ」っていうときは。そこまでの援助ができるようにとか。あの、こう「旅行に行けなかったけど、かに道楽だけは行けてみんなで楽しめた」って言った一週間後にはお亡くなりになったりとか。そういう、痛みがなければできるQOLっていうか。（四‐五頁）

医療が不可能になる在宅での看取りにおいて、手で看る看護は、病を治すこととは違うものを目指すことになる。近づく死に直面するなかで、「安らぎ」（五頁）、「本当の最期のとき」（一〇頁）を得る手伝いをし、それによって最後までやりたいことを実現して「僕らが家族で一番楽しんでた」「みんなで楽しめた」と共同の享楽をめざす。つまり死へと向かう関わりにおいて楽しむことがクローズアップされてくる。そして最期の享楽は「あそこ〔旅行〕行きたい」「かに道楽」「エビフライ」など具体的な姿をとっている。

最期の享楽は「一番楽しんでた旅行」というように、過去の享楽の取り返しという形をとるようだ。初めてのことにトライしても良さそうだが、どうもそうはならずにかつて楽しかったことの反復において生が完結するようだ。過去の享楽のとりかえしにおいて、最期の享楽は一回きりのものとして生じる。唯一性は反復に支えられている。自宅における医療の不在から出発して「看る」ことを新たに立ち上げる実践は、最期に患者の享楽の時間を立ち上げることと連動している。

三木さん　お孫さんとかもう、亡くなりかけの方〔の病室には〕入れ〔ら〕れないんです。ちっちゃいお子さんとかは、病院では。

村上　ああ、病院だと。

三木さん　でも、おうちだと。

村上　なるほど。

三木さん　そうです。だからぎりぎりまでお孫さんと寝てはった方もおられるし。

村上　はあ。へえ。

三木さん　で、一番大好きな娘さんが作ったエビフライを亡くなる三時間前に食べて亡くなられた方もおられるんで。「もう食べれる状況じゃなかったのに急に元気になって、エビフライが食べたいって言ったから食べさせました」って。でも、病院だと絶対だめなんですけど。家だと、家族主体だし本人主体なんで。それを「悪くなかったと思いますよ」って言って。看取りを始めてっていうような。(17)

村上　うーん。そっかあ。

三木さん　これが、まあ私が前やってきた、最期の看取りの、おうちでの看取りの仕方。もう歩ける状態じゃなかったんですけど。あの腹水もたまって、体も黄色くなってるのに、亡くなる三日前ぐらいに、大学生の孫が来て、「おじいちゃん散歩しようか」って言って。「本当に嬉しくって、歩けなかったのに歩いて、家の周り散歩したんです」って奥さんが言ったときには、本当びっくりしたんですけど。（二一六－二一七頁）

「家族主体だし本人主体」であるとは、医療に主導権があるのではなく、家族と本人が行為主体となることであろう。「家で死ねる」ことではもちろん死が問題になっているが、実はそれだけでない。最期に「望むこと」を実現し「喜ぶ」ことつまり、楽しく生きることが同じように重要な意味を持っている。つまり生きることを「主体」化することと望みを実現することは重なっている。

そして「本当に嬉しくって」の主語は誰であろうか。亡くなったおじいちゃん、奥さん、孫のうちだれでも良い。つまりここでの協力は患者のものであり家族のものであり、区別をつけることに意味が無いようなものなのだろう。つまり主体化は個人のものでありかつ共同のものでもある。そして家族の「本当に嬉しくって」に応答する形で三木さんは「本当にびっくりしたんですけど」と発する。そもそもなぜ孫は散歩に誘ったのであろうか。どうやって散歩が意味を持ちうることを感じ取ったのであろうか。このような楽しむことのチャンスは家においてしか到来し得ないし、予測を超える。なので「びっくり」なのである。

三木さんの役割は楽しむことを後悔してしまいがちな家族の罪悪感を、「悪くなかったと思いますよ」と取り除くことにあるようだ。「最後のそれが良くなかったんですかね」と家族が言うときには、死が問題化し、死に対する責任の観点から語っている[18]。ここで問われているのは死そのものではなく、社会的な責任である。しかし三木さんが「本当に喜ばれてるからこんなにいいお顔でお亡くなりになったんですよ」と語るときは、死が楽しむこととの関係において直面されている。

このような患者と家族の主体化は、「看護師が表立つ」ことと対立する。看護師が主体となると「そんなん行かせないでください」と社会規範に従って管理しようとしてしまうからだ[19]。三木さんはだから、「居てるか居てないか分からない」ままに「望むこと」に「沿える」のが理想的であると語る。規範から

(17) 食べた直後に悪化して三木さんが呼ばれ、看取りの場面になったのであろうか。
(18) 三木さん「最後のそれが良くなかったんですかね」って後悔しはる人もたくさん居はるんで、「そうじゃないですよ」って。「本当に喜ばれてるからこんなにいいお顔でお亡くなりになったんですよ」って言えるように。(二一七頁)
(19) 「家族が望むことっていうのに沿える看護。なんか看護師が表立つと「そんなん行かせないでください」ってなっちゃうけど。」(二一七頁) 本論で規範からの脱出が問われるのは二回目である。はじめは医師を頂点とするヒエラルキーを壊して横ならびにならすことが問われていた。今回はすべての医療者が持っている規範が問われている。前者はケアに必要な情報の流通を妨げてしまう。後者は享楽を抑止してしまう。

のずれを作るプラットフォームは楽しむことの場を確保する。

訪問看護師は目立ってはいけないが、しかし、「訪問看護って、看護師一人居ただけで、一番居たい家で死ねるんだって思えて、その手伝いさえできたらいいと思って」（二七頁）というように、自宅で最期に喜べることを可能にする要素なのである。

患者の時間を作り出す例は他にも語られる。次の語りは冒頭の引用の痛みの夢のなかでのがんの痛みの場面の続きである。

三木さん　ほんだら即座に、こう会話しながら、「そっか、つらかったね、それ何日続いてる？」って。「一週間」って。ほんで「なんで言わなかったの？」とかって言ったら、「もうちょっと我慢できると思った」って言うんですけど。「今の時期はもう我慢しなくていいよ」って。「なんとか私も一緒に考えるから」って言って、病院帰ってすぐにカンファレンス開いたり。だから情報。

病棟だと、多分医学用語がなかで飛び交ってああだこうだなるけど、家だと、どんだけ落ち着かせて、精神状態落ち着かせてその人が普段思ってることを聞き出すか、とか。そこから看護医療につなげてここ、あの、自分の中でアセスメントできて。そこから、病院に帰って、カンファレンスを看護師、訪問看護師のなかでして、ドクターにどうあげるか。そこから先生は往診が必要なのかとか。ちょっと麻薬の量、上げようかとか。考えてくれるからそしたらその人そこの痛みが取れたことで夜はぐっすり寝れるから。朝起きたときに奥さんとお話がしっかりできたりするんです。わずかなその時間を過ごせる。だから私たちは医療面、痛みを取ったりとか、調整をするから、取りあえず家で今までの楽しかったこととかをしてくださいとか。（一二一―一二三頁）

この引用では患者の時間を作る作業が医療のネットワークをつなぐことと連動していることが話題となる。

「普段思ってることを聞き出す」ということは、医療判断の起点が患者の「思い」になるということだ。病院ではさまざまな検査の値が中心的な役割を果たすであろう。医師が医学の知識を用いて議論し判断するから、患者の思いはそこには登場しないかもしれない。在宅では患者の思いを出発点に置く時点で、この時点でも患者に主導権があることがわかる。そしてこのように患者を起点にすることを可能にするのが、訪問看護師が「手で看る」という行為なのであり、三木さんの実践のプラットフォームなのだ。

三木さんがアセスメントをした上で、看護師たちが病院でカンファレンスを開いて、医師が医療面の判断を行う、というように医療的な支援の詳細を組み立てる。一対一で直接に手で看る看護は、チーム医療の複数性によって裏打ちされている。

患者は「もうちょっと〔の時間〕我慢する」と語るのに対し、三木さんは「〔終末期の〕今の時期はもう我慢しなくていい」と語る。それによって患者は「わずかなその時間を過ごせる」。三木さんは享楽を確保しようとするのである。訪問看護のサポートによって「僅かなその時間を過ごせる」、つまり時間が作り出される。そしてこの時間は、「奥さんとお話がしっかりできたりする」という最後のコミュニケーションと、「今までの楽しかったこと」という患者が大事にしてきた楽しさの実現のための時間となるのである。

この「時間」は「普段思ってること」「今までの楽しかったこと」というように継続性・反復・習慣のなかで成就する。先ほども享楽は今まで好きだったことの繰り返しとして生じている。最期の享楽の立ち上げは過去の享楽の繰り返しとして生じる。結局三木さんが控えめな中継点となりながら作り出す実践のプラットフォームは、患者と家族が最期に楽しむことの時間を確保することを可能にしているのである。

第八章　死産の子どもとつながる助産師

1　人工妊娠中絶をめぐる疎外的な現実とコンタクトの失敗

場合によっては完全な切断においてすら、私達はつながりを確保しようとする。そして切断の克服という契機が、外傷から人間を守っているとも言える。このようなつながりの可能性を思い描けなくなることこそが心的外傷の核にあるといえるからである（ウィニコットはこれを破綻恐怖と呼び、ハーマンは孤立無援と呼んだ）。このような切断を埋める作業の極端な形が、死者とのつながりを回復しようとする作用であろう。死者とのあいだでさえもつながりを確保することが必要となるということは、つながりを作ることこそが、実践のプラットフォームを最終的に支えているのかもしれないということを暗示している。切断とその克服という私達が提示してきた対人関係の構造を、最終的に支持してくれる極端な事例として、以下では中絶死産された子どもとのつながりの回復ということについて考えてゆきたい[1]。

野崎さんは臨床経験二〇年ほどの助産師である。野崎さんは数多くの死産や選択的妊娠中絶に立ち会ってきていてそれが大きな外傷体験になっているが、一回目の二時間強のインタビューのなかで三〇分弱そのような場面について語って頂いている。この箇所を中心として以下分析してゆく。このとき野崎さんは、とくに消化が難しいある一つの事例のことを念頭に置きながらお話になっていた。

野崎さんが想起した妊婦は、長い間子どもを待ち望んでいたのだが障害の可能性が発見されたために選択的妊娠中絶を選んだ事例である[2]。障害が見つかって行われる中期中絶（妊娠一二週目から二二週目）の場合は、人工流産ではなく陣痛誘発剤を用いて分娩という形をとる。生まれたときには息をしている場合も多く、そのまま死を待つことになる。つまり誕生日と死亡日が一致するのだ（菅生 2013）。また中期中絶の場合は死産届と火葬が義務付けられている。

中絶の場面一般についての語りに続いて、そのときの様子について語り始めた場面をまず引用する。

野崎さん　で、あの、私がなんか、すごく、こう、割とその、こう、いままで経験したなかでは、あの、その、なんていうかな、すごくこの、どんだけつらい場面でも、自分がすごく悲しい気持ちになったりとか、そういう気持ちは多々ありましたけども、あのお、なんていうのかな、ほんとになんか、ぼうっとしちゃうみたいに自分自身が、この場にいることすべてが嫌悪感みたいな、そういうふうになったことが一回だけあって、それはちょっとたぶん赤ちゃん生まれてく、る、までに自分とお母さんと生まれてくる赤ちゃんとのあいだでなんかうまくコンタクトを取れなかったんですけどね、ほんとは産んで欲しかったなっていう気持ちが自分も強かった、それからお母さんもなんか産んであげたかったけど、ていうそういう気持ちもありつつのそういう場面だったんですけど。（二一頁）

野崎さんはその場に立ち会うことも難しい経験を思い出している。話し始めようとしたときのためらいに大きな意味があるであろう。話しづらさが事象の性格を表現している。彼女は長年の実践のなかで数多くの死産・中絶に立ち会っているわけであり、それぞれが外傷的な出来事であったとしても、とくにこの事例が際立っていたと語る。そしてこの外傷体験の受入れがたさは、死んだ赤ちゃんの姿だけでなくおそらく中絶にいたった状況と文脈に由来している。

野崎さんは産んで欲しいと思っていた。お母さんも産んであげたいと思っていた。そもそも子どもを

（1）以下の考察は、管生聖子『人工妊娠中絶という周産期喪失の心理臨床学的研究』（管生 2013）から大きな示唆を得ている。管生論文は、初期と中期の人工妊娠中絶経験者にインタビューを取った研究である。

中期中絶とは妊娠一一週目から二一週目までの人工妊娠中絶のことである。望んだ妊娠であったものの検査で障害が発見されたことによって行われることが多く、この事例の場合もそうである。中期の場合、初期中絶のような人工流産は不可能であり、陣痛誘発剤を使って分娩を行い、出生後死亡を待つことになる。生まれた時には息をしていて死を待つ場合も多いという。胎児は一五センチほどの大きさあるいは三〇〇グラムほどの体重がある場合もあり、すでに目鼻がはっきりしている。

助産師であるBさんにとっては中期中絶が重く心に残っているようだ。しかし（単純に一般化はできないものの）管生の研究によると、経験者本人にとっては初期中絶の方が心的外傷のリスクは高いようだ（自己都合による決断、パートナーのサポート不足、人工流産が麻酔下で行われるため身体経験そのものが不在であることなどが理由になるようだ）。

（2）二〇〇八年に日本で行われた人工妊娠中絶は二四万件あまりである（出生数は一〇九万人。http://www.mhlw.go.jp/toukei/saikin/hw/eisei/08/dl/data_006.pdf　二〇一五年一〇月一七日参照）。一九五五年に一一七万件だったところから大きく減りつつはある（http://www.e-stat.go.jp/SG1/estat/List.do?lid = 000001048208　二〇一五年一〇月一七日参照）。二四万件という数も多いがさらにベテランの助産師であるほど中絶のケアを多く経験していることになる。

長い間望んでいたわけだが、にもかかわらず障害が予見されたため中絶を選択することになった。その間の細かい事情についてはわからない。しかし産みたかった、産んで欲しかった、と両者が感じているなかでの中絶の選択は背後に大きな葛藤を暗示させる。誰もが望んでいた出産を断念して子どもの死が選択されている。母の産みたいという希望と子どもの生とを断念する形でしか家族をめぐる生活の秩序を維持出来なかったかのようである。

この葛藤はしかし障害がある子どもを育てるかどうかという母親と家族の判断の問題だけでは必ずしもない。むしろコンタクトの問題として野崎さんには感じられている。「うまくコンタクトを取れなかった」がゆえに、野崎さん自身が中絶という選択を受け入れることができていない。野崎さんの嫌悪感は、中絶を選択せざるを得なかったという事態だけでなく、コンタクトの失敗を核に持つ。

さらに「うまくコンタクトを取れなかった」のは妊婦と野崎さんのあいだだけでない。二人に加えて赤ちゃんとのあいだでもある。亡くなる運命であった胎内の赤ちゃんもまたコンタクトを取るべき相手として感じられており、赤ちゃんとのコンタクトに失敗したと感じられていることが、この出来事の受け入れ難さにつながっている。野崎さんの語りの出発点にあるのはこの〈切断〉である。このことは何を意味するのだろうか。

逆に、健康な胎児との間ではコンタクトが成立しているので、別の場面を引用したい。胎児とのコンタクトを重視するのは野崎さんの特徴かもしれない（第一章の助産師辰野さんは、野崎さんと比べると意識していないようだった。辰野さんが母親の視点に立とうとすることと関係があるのかもしれない）。

村上　じゃあちょっと話題を変えて、さっき手で触って、生きてる赤ちゃんを手で触ってコンタクトを取られるっていうのはどんなことをされるのですか。

野崎さん　あ、あの、こう手で触って、赤ちゃん動くじゃないですか、お腹のなかからこう「ぶっ」と。そういうのをこの手のひらで感じたりとか、するんですけどね、動いているときに。で、あの、ほんとにあの「こっちだよ」みたいな感じで、「がんばれ」みたいな感じで、こっちに生まれておいでみたいな感じで、伝えたりすると、ほんとにあの、赤ちゃんがあの、ぶっぶっと押してくるみたいなそういう感じ、お腹を蹴ったりとか、そういうコンタクトはみんなしてると思うんですけど、助産師は。

村上　それはどんな感じなんですか？　なにか伝わってくるんですか？

野崎さん　ふんふんふんふん。赤ちゃん元気ですよとか、何かそういうのは伝わってきますね。で、で、あのよくお母さんたちにもその、こうおなか叩いて、で、あの、叩いて、ポンて叩いたら、赤ちゃんポンて叩くよってそんなことはよく言ったりするんですけど、あの、そうですね。それが、それがほんとにどんなコンタクトか？　って言われると、「ちょっとなあ」みたいな感じですけど（笑）。そんなおっきな意味はないんですけどね。赤ちゃんがおなかのなかで、「ここやね」、ってはなししながら、するんですけどね。そうしたら赤ちゃんのほうがぐって手を出したりとか、いろんなパーツがぐーってこうしたりしたら、「こっちに足があるね、こっちにお手手があるね」みたいな感じで、そういう話をしながら、お母さんに「ここにいてるよ、いまこっち」頭こっちやねとか言いながら、言いながらこう、ケアするんですけど。（七－八頁）

「みたいな」と繰り返されていることからすると、確証がある現象ではない。しかし野崎さんの主観的な印象として成立するコンタクトが問題になっている。お腹のなかの赤ちゃんとの応答関係を野崎さんは「ぶっぶっ」という擬態語で表現されるコンタクトと感じているのである。

そして、「それが、それがほんとにどんなコンタクトか? って言われると、「ちょっとなあ」みたいな感じですけど(笑)」とコンタクトがほんとうにあるかどうか疑ったあとで、赤ちゃんとのコンタクトという性格よりも、赤ちゃんを媒介とした、妊婦と野崎さんとのコンタクトに語りの重心が動く。胎児が生きていてそれを野崎さんが感じ取っているのは事実である。そして胎児が外界の刺激を知覚して反応していることも発達心理学の知見として知られている。しかし赤ちゃんと野崎さんとのあいだのコンタクトは野崎さんがそう見なしている限りで成立している主観的な現象、「あたかも〜であるかのように」という現象である。つまり第六章でのコンタクトと同じ現象である。

赤ちゃんとのコンタクトとは、結局赤ちゃんを媒介として妊婦さんと野崎さんとがコミュニケーションをとれることへとつながる。つまりお腹のなかの赤ちゃんをめぐって言葉を発することで、野崎さんとお母さんたちとは会話が可能になる。野崎さんが胎児の生命を感じることで、母親とのコミュニケーションが可能になるのである。赤ちゃんとのコンタクトを取れなかったことが野崎さんと母親とのコミュニケーションがうまくいかないことと連動している。

健康な出産の場合は胎児とのコンタクトを介して、野崎さんと妊婦とのコミュニケーションが可能になる。逆にこの外傷的な事例では、赤ちゃんの死は、事前の赤ちゃんとのコンタクトの失敗と、連続したものとして野崎さんに経験されている。逆向きに考えると、死んだ赤ちゃんの「誕生」というそれ自体外傷的な出来事は、その背後に赤ちゃんと野崎さんとのあいだの切断、そして妊婦さんと野崎さんとのあいだのコンタクトの失敗を抱え、さらにその背後に、検査によって予見された障害のリスクと中絶へ向けての判断という社会状況の水準での葛藤が控えているという、三段階の層を持っている重層的な出来事なのだ。

2　嘔吐

このような葛藤を背景として外傷的な出産場面の経験となる。

野崎さん　ぼうっとしちゃうみたいに自分自身が、この場にいることすべてが嫌悪感みたいな、そういうふうになったことが一回だけあって。〔…〕そんときにちょっとお母さんも辛かったんですけど私自身も結構つらかったんですね、やっぱりね。で、あの赤ちゃん、赤ちゃん自身が、ものすごく、あの、自分がものすごく吐いてしまうようなそういうこう衝撃的な感じだったんですけど、生まれた後に、後にその場にいてる自分自身がものすごい嫌悪感みたいな、なんでか知らないですけどね。なんか、そんな気分になって。でも、あの「こんなん初めてやな」ってそのとき思ったんですけど。(二―三頁)

この出来事は他の死産や中絶の場面で経験されるような悲しい経験ですらないという。むしろ嫌悪感が際立っている。「なんでか知らないすけどね」というように、言語表現が非常に困難でおそらくはこの引用の言葉だけでは汲み尽くしえないような経験に触れている。約二〇年の臨床経験のなかで、数多くの死者を経験した野崎さんにとっても「こんなん初めてやな」というような経験である。

「ぼうっとしちゃうみたいに自分自身が、この場にいることがすべてが嫌悪感」というように、「ぼうっと」思考が停止してしまうという。世界のなかに場所を持つことが許されないような嫌悪感として感じられる。しかも野崎さんはその場から逃げ出すことはできない。

「自分がものすごく吐いてしまうようなそういうこう衝撃的な感じ」は、吐いてしまうほど自分自身の体からも排除されてしまうことであろう。嘔吐は、状況への縛り付けと状況からの排除、さらには自分自身への縛り付けと自分からの排除という二つの二律背反の身体的なメタファーとなっている。

その場に存在することも、自分自身でいることも許されないような決定的に疎外をもたらすような出来事が問題になっている。ここでは疎外的な現実の持つ極端な特徴が表現されている。言語からの排除・非場所[3]（世界からの排除）・自分自身の身体からの排除である。[4]しかも排除されるのに縛り付けられてもいる。

3　私をばらばらにする他者

このインタビューに先だつ別の機会にお話を伺った際に野崎さんは、多くの助産師が中絶や死産の場面に立ち会うときに「ばらばらになる」体験をすると語っていた。[5]自分がばらばらになるという経験はウィニコットの破綻恐怖を想起させる。ウィニコットによれば乳幼児期に子どもが受けた極度の外傷は、（本来は母親が与えるはずの）支えの破壊ゆえに、身体感覚の分解、自己感の喪失、自分の体からの排除を被ると考えた。そして治療困難な成人の抑うつの背後にこのような小児の頃の喪失と外傷の体験を発見することになったのである（Winnicott 1989, ch. 18, 21）。乳児期に育て親のケアによって与えられた構造が自己感の基盤となる。具体的な母への依存はこの「構造」の二次的な表現なのであって(Maldiney 1991, 413)、支え(holding)の構造そのものは対人関係を支える潜在的な構造として大人においても機能している。

そのためこれが失われたときに子どものトラウマと同様の破綻を経験をする。野崎さんの想起においては、死んだ赤ちゃんとの出会いが、そのような構造の破壊として経験されており、いわば野崎さんは、野崎さんを支える潜在的な支えの構造を失っている。このときバラバラになるショックをもたらした赤ちゃんは、愛着の他者とは異なる性格を持つであろう。つまり野崎さんを支えるはずの支えの構造を壊す働きをするような他者として赤ちゃんは登場している。出会うことで対人関係の枠組みを壊すような他者、「母」構造の破壊を引き起こす何かとしてここでの赤ちゃんとの出会いは機能している。赤ちゃ

(3) 以下、注で何回かレヴィナスに言及する。体系的なものではないが、野崎さんの語りがレヴィナスの思想と呼応する場面があるのである。まず、非場所はレヴィナスの概念である。「他者による切迫」として自己を定義する後期のレヴィナスにとって、自己とは能動的な認識や行為の出発点となる意識の「今ここ」ではない。志向性の出発点としての「今ここ」の〈外〉すなわち非場所において自己は生じる。この事例の場合はそのような他者による切迫が極端なそして病的な仕方で生じている。後期レヴィナスの概念は現実化したらＰＴＳＤになるような、そのような経験を主体の潜在的な構造のなかに見出そうとする。実際外傷的な状況について非場所という言葉をつかうこともある(「思い出を超えて」『諸国民の時に』所収 Lévinas 1988)。

(4) この嘔吐は最初期のサルトルとレヴィナスの議論を思い出させる。自分自身の身体への逃れがたい束縛が嘔吐を生み出すと「ヒトラー主義哲学についての諸考察」(一九三四年)でのレヴィナスは語っているが、この束縛は、実は、自分自身の場所に存在することができないという事態でもある(Lévinas 1994)。レヴィナスにおいて束縛からの脱出と自己の回復は同じものであった。

んの死が〈壊す出来事〉の役割を果たしている。しかも例えば自らを脅かす他者が切迫する場合とは異なり、死んだ赤ちゃん自身が野崎さんを脅かす恐ろしい他者であるわけではない。赤ちゃん個人が単独で問題になっているわけではないことがここからわかる。死を選択せざるを得ない周囲の状況とコンタクトの失敗も含めて重層的な、対人関係の可能性そのものの掘り崩しが、野崎さんに対して外傷的に作用している。死んだ赤ちゃんの姿は野崎さんが巻き込まれた受け入れがたい状況を凝縮するシグナルとして機能している。(6)

第五章で見たとおりに母性的他者は主体の身体を支え、かつ主体を社会へと開くための基盤となるが、ここでの死にゆく赤ちゃんは野崎さんにとってこの二つの面を不可能にするような他者として登場する。すなわち吐き気が示すとおり、身体のうちに住まうことを不可能にして身体のまとまりを壊してばらばらにし、かつ世界へと住まうこととお母さんとのコミュニケーションを不可能にしているのである。

4　声をかけられない他者

次に議論したいのは野崎さんと赤ちゃんとの具体的な関わり方である。もともと出産のなかで、声かけが重要な実践の一部であることを野崎さんは強調していた。

野崎さん　話しかけてますすね。生まれた瞬間から、ちゃんと赤ちゃんに話しかけてますけどね。生まれたときも。ずっとね、お腹のなかでもそうだけど。ことば分かるんでしょうね、きっとね。お腹のなかの羊水のなかで、赤ちゃんが聞いてますって、こんな音じゃないかって、よく映像とかでされた

りとか。(八頁)

お腹のなかの赤ちゃんとのコンタクトを取ることは一つには声かけとして現象しているのである。客観的な確証はないが「ことば分かるんでしょうね、きっとね」と野崎さんには主観的な確信として胎児

(5) ただし、今引用しているインタビューの際には、ばらばらになるという言葉がべつの意味をもつと考えを訂正している。しかしこの訂正はインタビューのときには外傷体験の想起を回避するための防衛機制のように聞こえた。

村上 先日「ばらばらになる」っておっしゃてて、あれは衝撃的でした。

野崎さん あ、そのばらばらがね、あの、その、前までは、たぶんその、赤ちゃん、赤ちゃんがばらばらになる感覚を自分自身がばらばらになってん、言うたらどうか、というそんなところでのバラバラなんかなって思ったんだけど、なんかあの後ぐらいからかないろいろ考えたり本読んだりしながらなんだけども、やっぱりなんかあの、仕事自体がほんと出産八で、死産一、二みたいな感じのそういう仕事だったりすると、やっぱり誕生のエネルギーですごくこう、で亡くなっていくみたいな、それの繰り返しみたいな。でときどき、生まれてくる子どもをさっきケアしてました。で、扉の真横で亡くなっていく赤ちゃんを産んでもらうとかそういう、ほんとにそういう事をずっと経験してきたんで、経験していたときは「もうやってられへん、ばらばらになるわ、自分の気持が」、てそのアップダウンみたいな、そういうばらばらを感じてはいたんですけど、あの、それって自分が、自分がうまく調整できへんだけやなって、そのときは思ってたんですが、でもやっぱり誕生ってものすごいエネルギーだから、死産ももちろんエネルギーなんだけど、なんか一緒くたにこう、一緒に経験してることが、よりやっぱりバラバラ感があるのかなって(笑)って思ったりして、しました。誕生、誕生と死の近いっていうか、「一直線同じとこにあります」とこらへんで経験するんで…。(五頁)

(6) ラカンであればこのようなシグナルは対象aというであろう。しかし多くの対象aは欲望を引き起こすのに対し、ここでは嫌悪感を引き起こす。

が野崎さんの言葉を聞き取っていると感じている。

さて中絶されて死んで生まれてくる子供の場合でも、「生まれる」ことを経験しなくてはいけないし、母親は「出産」を経験しなくてはいけないと野崎さんは強調する。

野崎さん　あの、亡くなってゆく赤ちゃんでもあの、生まれていただかないといけないので、お腹のなかで亡くなっている赤ちゃんでも、ほんとに出産をやっぱり経験していただくんですが、やっぱりそのとき亡くなってるからといってやっぱりその、何も言わないっていうことはないですよね。やっぱり亡くなってても、こちらの方から「がんばって出ておいで」ってそういう気持ちでやっぱり声をかけたりとか、するんですけど赤ちゃんにもちろん声をかけたりお母さんにね、「がんばって産んであげようねって」声かけたりそういうことをするんですけど。（二一頁）

このとき野崎さんは、死んではいるけれども生きているかのような人格として、「出産をやっぱり経験していただく」のであり、お腹のなかの赤ちゃんに「がんばって出ておいで」という気持ちで声をかける。この声かけは死んでいるということを前提とした上でなお「がんばれ」という声かけであり、つまり死者に向けて生者に対してのように接しているある種の〈ごっこ遊び〉である。ここでは実際にはコミュニケーションを取ることができないはずの死者とのあいだであえてつながりを作り出すような〈ごっこ遊び〉が試みられている。

右の引用では、四回「やっぱり」と繰り返されている。死んでいるからといって「やっぱり」生きている人と同じように接しなくてはいけないという覚悟には何がしかの無理あるいはためらいが感じられる。「やっぱり」という言葉には、死んでいるけれども生きている人として接するときの緊張と無理が表現されている。自然に振る舞えるのであったら、繰り返し「やっぱり」と言う必要はないであろう。無理をしてでも生きているかのように死者と接するというごっこ遊びを介してしか、中絶における出産という出来事は人間的なものにならないかのようである。野崎さんは無理に〈ごっこ遊び〉を作動させてコンタクトと意味を確保しようとしている。「がんばって」という言葉の選択に、言葉をかけること自体の無理が反映している。

ところが、実際に生まれたときに状況は変化する。さきほどの引用でも「あの赤ちゃん、赤ちゃん自身が、ものすごく、あの、自分がものすごく吐いてしまうようなそういうこう衝撃的な感じだったんですけど」と言われていた。状況の困難さが疎外的であり、かつはっきりとは語られていないが赤ちゃん自身の姿も受容困難なものであったことが暗示されている。さらに、

野崎さん　ただ生まれてきたときに全く違うのは、やっぱり亡くなってるので、産声もあげないし、でも生まれたときの感触とか匂いとか全てが違うので、生まれたときにかける言葉がほんとに見つからないそういう状態なんですけどで、「よく頑張りましたね」くらいしか言えないんですけどね。さすがに私、今まで一度も生まれた瞬間に「おめでとう」とはよう言わない感じなんですけど、やっぱりぜんぜん違うんで、それは。（二一頁）

死んで生まれてきた赤ちゃんに対して野崎さんは声をかけるのをためらっている。「生まれたときにかける言葉がほんとに見つからない」のだが、しかし「よくがんばりましたね」と何とか声かけをして

いる。生まれる前は、死者であっても生者であるかのようにがんばって「がんばって出ておいでって」と声をかけることができていた。まだ出会っていない死者については生者であるかのように接することができていたのである。しかし「やっぱり亡くなってるので」生まれてみると「やっぱりぜんぜん違う」。ここでも二回「やっぱり」と重ねている。かろうじて、お腹のなかにいたころ感じていた「がんばって」という言葉の延長線上で「よくがんばりましたね」と言っている。

この語りでは、問題になっている最も大事な外傷体験だけでなく、「今まで一度も〔…〕よう言わない」と言われていることからして今まで経験したさまざまな中絶や死産の場面が集合的にのしかかっている。ここで二回登場する「やっぱり」は、先ほどとは逆向きで、生きているかのように接していても「やっぱり」亡くなっているのでという転換である。先ほどの引用での亡くなった人でも「やっぱり」生きているかのように接しなくてはいけないという無理は、しかしこの引用で「やっぱり」亡くなっているという形で元の位置に戻るかのようである。それゆえこの元の「死」の位置への回帰は何か落胆とあきらめのようなものを伴って語られている。

声をかける可能性が相手の生に関係していることがわかる。お腹のなかの赤ちゃんは生きていると感じられているから声をかけることができた。死産のときもまだ生まれる前であれば、たとえごっこにすぎないとしても生者とみなしうる者に対して私たちは声をかけることができるのである。お腹のなかの死んだ子供にも声をかけることができることからもわかるとおり、このことは生物学的な生死の問題ではない。生者として想定できるかどうかの問題である。別の言い方をすると遺体に声をかけることはできても、死体に声をかけることはできない。死者をも生きているとみなしてコンタクトを取りうる可能性が問題となっているのであり、中絶のケアにおいてはいったんはこの声かけの可能性が断たれるのである。ここがさきほどの「ばらばら」になる瞬間である。主体を支える潜在的な支えの構造の破壊と〈生きているごっこ〉ができないということとが連動している。

〈生きているごっこ〉をすることすらできない死んだ赤ちゃんとの出会いにおいて野崎さんはばらばらになり、ぼうっとしてしまう。コンタクトが不可能になるとき、対人関係の枠組みは根本から揺さぶられ、主体が成立する基盤を掘り崩す。そしてこの不可能は、お腹のなかにいたときにコンタクト出来なかったこととつながっている。主体の基盤であり意味性の基盤となる構造が、ここでは〈生きているごっこ〉という少なくとも仮想上の生とコミュニケーションの可能性に依存している。結局のところ、切断を乗り越えてつながる可能性こそが、主体と生を基礎づけていることがわかる。

5　声をかけうる存在としての他者

とはいえこの外傷的な体験のあと再び野崎さんは声かけを回復する。

野崎さん　でもまあでも赤ちゃん、ちょっとしばらくたったら、赤ちゃん、赤ちゃんの表情がすごく穏やかだったので、でまあ、あのお、赤ちゃんが、まあ表情が、穏やかな表情見て、お風呂入れたりしてたりしたらなんかほんとに、ぽわーんて浮かんだ表情見てたりしたらすごく落ち着いて、私が。で、お母さんに「かわいいよ」とか言って、こう「抱っこをしてもらおうかな」みたいな感じで、お母さんも「かわいいね」みたいな感じで、そんなこともあったりね。(三頁)

産湯にいれることで赤ちゃんの表情が柔らかく穏やかになるとともに、野崎さんは落ち着く。さきほどの外傷的な「吐きそうな感じ」から回復する。つまり場所と身体と言葉から排除されていた状態から再び回復する。さきほどの引用での「やっぱり」が相矛盾する生と死のあいだの緊張を表しているとしたら、ここで「でもまあでも〔…〕穏やかだったので」といわれて三回繰り返される「まあ」は、矛盾の緊張からの解放を表現している。「でもまあ」と状況が受容されることで、あたかも生と死のあいだの両立し得ない緊張が、「穏やか」に緩和されたかのようである。

「かわいいよ」とお母さんに向かって語りかけるときには、〈それについて語りうる存在〉として死んだ赤ちゃんが現出している。そしていったんは途絶えた野崎さんと妊婦さんとのコミュニケーションが回復している。赤ちゃんの姿が産湯に浮かんで穏やかになることで、野崎さんと妊婦さんとのあいだの関係が回復している。正確には、一つ前の引用で「で、お母さんに「かわいいよ」とか言って、こう「抱っこをしてもらおうかな」みたいな感じで、お母さんも「かわいいね」みたいな感じで、そんなこともあったりね」と言われたときに、赤ちゃんをお母さんに手渡すことで死んだ赤ちゃんも交えた三者関係が成立し直している。死ぬ前に不可能だったコンタクトが、死んだあとでようやく成立しているのである。

赤ちゃんの穏やかな表情が、生と死との差異をなくす効果をもつシグナルとなっている。死んだ赤ちゃんを生者として見出しうる地平を開くことによって、野崎さんは妊婦さんと赤ちゃんとのコンタクトを回復しているのである。「やっぱり亡くなってるので」と緊張をはらんだまま生と死が対立する状態から変化して、「まあでも」生と死がつながっている地平に野崎さんは立ち直している。声をかけうる存在＝死と生を同一視できる地平＝コンタクト一般の可能性、これらが連続しているのである。〈声かけが成立する場〉と〈仮想的な生の地平〉とが重なるのである。

赤ちゃんの顔が穏やかになることで、野崎さんは落ち着く。赤ちゃんの身体の変化が、吐き気からの回復という野崎さんの身体の変化と連動している。野崎さんにおいては生きる身体が問題になっているが、それでは赤ちゃんにおいてはどうだろう。死者の生きる身体（ドイツ語の「身体 Leib」は「生きる leben」に由来する）という逆説が問題になっているのではないだろうか。ここでは遺体の身体性、あるいは死体から遺体への実体変化が問われている。こうして野崎さんも妊婦さんに声をかけられるような気持ちになるのである。それまである意味で語ることを禁じられていた野崎さんが、語りかけの可能性を回復する。〈生きているかのようにみなす〉ことが出来る身体が現出することが、これらのコンタクトを支えている。死者の生きる身体という逆説はこの〈生きているごっこ〉の端的な効果であろう。外傷的な現実が赤ちゃんの身体を通して切迫するとき、この死体というシグナルを生きているごっこに乗せることで遺体（死者の生きる身体）にすることが現実の引受を可能にしている。

「かわいいよ」、「ぽわーんと」といった表現は、そのような感想を野崎さんに抱かせるに至った赤ちゃんの表情からのへの応答とも言える。野崎さんが赤ちゃんの語りかけるだけでなく、死んだ赤ちゃんが野崎さんの声かけを促すという形で野崎さんに呼びかけてくるということでもある。もちろん実際に死んだ赤ちゃんが呼びかけてくるわけではないし、野崎さんがそれを想像しているわけでもない。しかし野崎さんの呼びかけがあるからこそ、死んだ赤ちゃんもまた野崎さんにとっては生者として呼びかけてくる[7]。あらゆる声かけは他者による触発への応答であるというテーゼを、しかも切断の可能性を乗り越えようとする努力であるというテーゼを、死者による仮想上の呼びかけが逆に示しているように思える。そこへ向けて呼びかけることができるという仮想的な生の地平は、そこからの呼びかけが成立する地平でもある。そして赤ちゃんへの呼びかけのなかで、常にすでにそれに先行する潜在的な赤ちゃんからの呼びかけが過ぎ越している。これに対し「やっぱり亡くなってるから」と言われていた瞬間には、このような赤ちゃんからの潜在的な呼びかけもなかったと言える。生きているから呼びかけられるのではなく、呼びかけうることが生を定義している。

6 「生まれてきたぞ、そして亡くなったぞ」――想像上の過去について

とはいえ死産や中絶の赤ちゃんが生まれたことも生きたこともない存在だったとしたら、死んだ赤ちゃんとのコンタクトをそもそも想定することすらできないのかもしれない。それゆえ死んだ赤ちゃんが「一度でも」生きていたという可能性が要請されると野崎さんは感じている。

野崎さん　〔…〕でも、あの、赤ちゃんて、一回でも泣いたら、あのお、呼吸が、一度でも呼吸すると、あの、肺胞が拡がって、で、お風呂とか入れたらあのう「ひゅっ」て、こう「浮かぶよ」みたいな、そういうのはなんか、医学？　看護学部で勉強してる時にね、解剖学かなんかそんな勉強の時にそんなのもあったりして、はい、だからこの、うんと、赤ちゃんがこうちょっとでも泣いたら、呼吸一回でもしてくれたら、肺胞が拡がってるから生きてる、「生きてたんだね」ということが「言えるぞ」って大学の講義で習ったことがちょっと残ってたのかもしれないですけど、それもあって赤ちゃんがふわっと浮かぶと嬉しかったんですよ、そのときは。「あ、なんかちゃんと生まれきて、亡くなっていったんだ」そういうところちゃんと見ててあげよう、みたいなそんな感じでね。あの、ほんとに「いらな

い」っていう感じではなくて、赤ちゃんは本当に生まれてきて、お母さんもあの産んであげて、で、「また会おうね」みたいな感じで、そのときはできたんですけど、なんかそういうちょっとこだわりがあるのかもしれません。なんかそこらへんに。自分が、生まれてくる、そして亡くなるみたいなそこに、こだわりがやっぱりあって。（三三頁）

とくに赤ちゃんが産湯で浮かぶという経験が大きな意味をもつ。先ほどの引用では「ぽわーん」と、今度は「ひゅーっ」「ふわっ」と擬態語で表現されるような、運動性、身体感覚の水準の現象が野崎さんと赤ちゃんとのコンタクトの回復において意味を持っている。ひゅーっという擬態語は、死んだ赤ちゃんの〈生〉を表現している。思考ではなく、体の感覚の水準でふわっと生きていたと感じられるのである。

浮かんだということは、一度息を吸ったということであり、つまり一度「生きた」ことであると野崎さんには感じられる。[8] これは客観ではなく野崎さんにとっての印象の問題である。生まれたときにすで

（7）あらゆる具体的な言語使用、そして身振りや表情のような身体言語の作動を可能にしているのが、語りかけうるという可能性である。レヴィナスはこのことを「語ること」と呼んだのだった（Lévinas 1974）。レヴィナスの場合は、作動している言語活動から遡行して背後に常に過ぎ越している「語ること」の水準を取り出したのだが（だから「語られること」なしの「語ること」は考えられていない）、赤ちゃんを前にした野崎さんが出会っているのは、まさに具体的な言語活動（「語られること」）が始まる手前で、「語ること」がその不可能性において露出する出来事である。そして〈語ること〉は意味の核となる。とするとこのような死んだ赤ちゃんからの〈語ること〉を想定しうるということは意味の可能性を回復したということと同じことである。

に死んでいたのだとしたら呼吸はしていない（この部分は語りに曖昧さがある。直前まで死亡した状態で生まれたものとして語られていた。ここでは一度息を吸ったかのように描かれるという、記述の曖昧さには本質的な意味があるように思える。死を生へと反転するために必要とされる曖昧さであろう）。いずれにしても赤ちゃんが呼吸をしたかのように感じられるかどうか、という野崎さんにとっての主観的な印象が問題になっている。「生まれてくる、そして亡くなる」ということが他者を人間として迎え、コミュニケーションごっこを行うための条件となるのである。後で引用するように、このあとで野崎さんはもう一度同じ場面を語り直している。それほど重要な場面なのだと思われる。

引用では「また会おうね」みたいな感じで声かけが可能になっている。赤ちゃんに対して人格として声をかける可能性が回復されている。そのためには「生まれてくる、そして亡くなる」必要があったのである。正確には「一度でも」生きていたと感じられないと声をかけることができないのであり、そしてある人格が生まれることとすらなかったとして扱われることはおそらく遺棄・無視の最たるものであろう(9)。初めから切断していてつながる可能性を持たないとみなすことである。他者が成立する条件として、〈生きているかのようにみなすことが出来る〉に加えて、〈一度でも生きたことがあるとみなすことが出来る〉、という項目が付け加わった。

実際には赤ちゃんはおそらく生まれる前にすでに死んでいる。にも関わらず、「生まれてくる、そして亡くなる」という「そういうところちゃんと見ててあげよう」と野崎さんは語る。生きていた可能性を信じていたのかどうか、野崎さんの語りには曖昧さがあるが、おそらく息を吸ったことは実際にはないと思っていながら、ある種の〈ごっこ〉として、息を吸ったことがあるという想定をしている。しかし死んで生まれた赤ちゃんであっても、生まれてから息を吸って死んだかのようにみなし、さらにはそのような〈ごっこ〉の水準で、「見ててあげよう」と赤ちゃんの生命の証人となる決意を野崎さんはしているのである。生きたことがない人の生の証人になるとはいかなる行為であろうか。野崎さんは赤ちゃんが死んでいる現実を反転して赤ちゃんの〈生〉という別の現実を創り出してその証人となっている。

実際には一度も実現したことはないが「一度でも」生まれたことがあると想定する。とするとこのような「一度でも」は、実際の時間のなかには場所を持ったことがない〈想像上の過去〉を示しているということが出来る（プラトンの『メノン』で少年が習ったこともない幾何学の解法を「思い出す」ように）。

想像上の過去と対応して想像上の未来もある。「また会おうね」という声かけは、死んだ赤ちゃんとの再会という実現することのない未来を指している。[10] これは死者を生きているかのようにみなしてその〈生〉の証人のなるという〈生きているごっこ〉が現在においてできるために必要なのである。現在において死を生へと反転しうるためには、〈生きているごっこ〉がいずれごっこではなく現実のものとなり、実際に再会するまた「会おうね」という未来を論理的に含む。実際には不可能であるが「実際に死者と

（8）野崎さんにおいては死体から遺体への変換は、医学的な知識を媒介として行われている。他の民族であれば、葬儀の儀礼を媒介として不気味な死体から敬うべき遺体を作り上げることもあるであろう（Névot 2011）。なにがしかの文化的なリソースを記号として使用しながら、意味の可能性を作り上げるのである。生死を包摂する地平は文化的な財産を使わないと不可能である。

（9）遺棄という言葉もレヴィナスから採った（『存在の彼方へ』や「旗なき栄誉〔名前なしに〕」『固有名』）。どのように無意味から意味可能性を回復するのかというのが、彼の課題であった。そして他者の遺棄こそが、耐えがたい無意味の最たるものであった。この枠組の共通性ゆえにおそらく本論の議論はレヴィナスとかすかな反響をする。その上で産まれたことがなかったかもしれない胎児という、レヴィナスの想定を超える他者との関係を考察しているがゆえに野崎さんの語りには大きな力がある。

再会する」可能性という未来、これは〈イマジナルな未来〉と名付けてもよいであろう。赤ちゃんと「〔実際に〕また会える」地平を想定することでのみ、死んだ赤ちゃんへ向けて声をかけることができる。生と死を包摂する地平がここでは過去現在未来にわたって要請されている。

そして生と死をつなぐために、赤ちゃんが、（かつて一度も生じたことがない）イマジナルな過去において「一度でも」生まれることができたということが感じられ、（到来することがない）イマジナルな未来において「また会える」と想定できないといけないのである。〈生きているごっこ〉と〈生きていたごっこ〉は、不可能な過去と未来の地平を要請するのである。外傷的な現実に対して意味を確保するためには、このような地平を設定する必要があるのだ。この極端でかつ困難な時間地平こそが、おそらくここでの実践プラットフォームである。このようなプラットフォームのもとで、死んだ赤ちゃんの生きた身体性と出会うことができるからである。

ほとんど同じ内容の語りがしばらくあとでもう一度繰り返されている。それほどこの場面は野崎さんにとって重要だったはずなので、最後に引用したい。

野崎さん　表情はあの、本当にお地蔵さんみたいな、表情、あの、生まれてくるときはやっぱりすごく、亡くなってくるときってしんどいから、どんな子でもちょっとあのちょっと苦しそうな感じで生まれてくるんです。で、あ、しんどかったんやな、表情見たら、しんどかったんやなごめんねみたいな気分なんですね、生まれたときに。で、きれいにして、お風呂はいろうねってお風呂はいってて。やっぱりこう筋肉ちょっと、ね、穏やかになってくるので、そうするとやっぱ穏やか〜な表情になってくるんです。これはもうたぶん科学的にもそうなんだろうなって思うんですけど、そういうふうに見える、と。

で、あの、産湯に浸って、ふわーって浮かんで、「ちょっと泳いでみようか」ってぴゅーってしてると、ほんとに赤ちゃんが穏やかな表情で、あのお地蔵さん[11]みたいなかわいい表情になって、そういう表情を見てると私たちが、すごくなんか「うー」ってなってる気分が少し、気持ちが楽になるんですよね。で、みんな結構そうなんですよ。だから、結構、赤ちゃんたちから、赤ちゃんたちの表情や姿でちょっと癒されてる部分が、あるんですね、ううん。多分ものすごく尊い存在だからだろうなって思うんですけど。なんかそんな感じですね。多分私はいろんな引っ掛かりがあって少し浮かぶと「生きてたのね」ってそういう気分もするので、ちょっと生きてそして亡くなったんだな、みたいな、「生

(10) 管生論文のなかの初期中絶の経験者の語りに登場する、以下のような子どもへの「想い」も、語りかけの一つの形であろう。

「術後二週間して、Bさんはお寺に水子供養に行っている。「最初は形に囚われていたんだと思うんですけど、〔供養しないと〕子どもが成仏できないって思ってた。〝ごめんなさい〟しかなかったから、せめて天国行って幸せになれるように供養だけはしてあげたいなって」。「お寺でお坊さんの話を聞いて、〝子どものことずっと想ってあげられるのって私だけ〟って思って」自殺を考えることはなくなった」(管生 2013, 43)。

ここで管生はBさんの語りを書き留めるときに「思う」と「想う」を使い分けている。「想い」が、子どもへの語りかけのニュアンスを示すということを感じ取っていたのであろう。

(11) 「お地蔵さん」という自然な比喩には日本の土俗的な習俗が背景にある。日本人にとってはあまりに自然な比喩と習俗なので気づきにくいが、お地蔵さんという形象はもともとくに関西において早世した子どもの供養と結びついていると言われる。外傷的な他者の死を受容するためには、文化的な装置が必ず必要であるが、現代の都市社会ではこれが壊れかかっている。

まれてきたぞ、そして亡くなったぞ」なんかそういう、一生、短いけど、ってそういうとこらへんを感じるのでそれを見届けるとちょっとあのちょっとどんだけ「ぐうっ」てなってても穏やかな気分になるので、お母さんに対してそのそういう気持ちを伝えてあげれるっていうか。（六－七頁）

生まれてきてそして亡くなるという表現を野崎さんは何度も繰り返した。つまり死産の子どもにおいても「生」を確保することこそが重要になるのだ。実際には生きたことがないが野崎さんにとって仮想的に「生まれてきたぞ、そして亡くなったぞ」とみなされた赤ちゃんの「短い一生」の長さとはどのくらいのものであろうか。これはどのような持続なのだろうか。哲学のなかにこのような時間を語る言葉があるのだろうか。

第九章　現象とはリアリティのことである
――現象学的なナラティブ研究の方法論

1　現象とはなにか？

最後に本書が則っている現象学的質的研究の方法論について概観して締めくくりたい。現象学にとっての現象とは、例えば物理学にとっての電磁波のように機械で計測し数量化できるもののことではない。少なくとも自然科学がその「現象」として扱うものとは全く異なる何かが探求されている。例えば次のような簡単な問いを立てることで、現象の〈位置〉がわかってくる。

「ものを考えるとき、思考は「どこに」位置しているでしょうか？」
「あなたが今居る「ここ」を指し示してください」

自分の思考が生起する場所を指し示すことはできない。頭のなかか？　心臓のあたりか？　あるいは声が出る喉のあたりか？　どれもそんな気がするかもしれないがそこにはない。脳を解剖しても「思考」は出てこない。ｆＭＲＩで脳の血流を可視化しても脳の持ち主が何を考えているのかはわからない。「私は考える」ことは、考えること固有の〈位相空間〉に位置しているのである。

同じことが身体の「ここ」についても言える。「ここ」とは自分の体がある場所なのだが、それではピンポイントでどこを指すのか考えても答えようがない。物理空間のどこにも私の「ここ」は存在しない。身体経験は確かに空間的なものであるが、物理空間には特定できない。

どちらも現象が現象する場面を捕まえているが、ここからいくつかのことがわかる。まず、現象は客体ではない。いいかえると、認識された客体に対する〈ずれ〉において現象は生起する。次に、現象は動く。あるいは何かが〈生き生きと動くこと〉が現象である。考えるという運動も、私の体の「ここ」ということも固定されることができない。瞬間や点のように現象は生じるわけではない。客体ではない何かが動く。この客体からの〈ずれ〉と〈動く〉ということから、分かる通り現象そのものは未規定的なものである。本質的なあいまいさは私たちの経験にはつきものである。(1)

もちろん、医療現場で出会われる現象はもっと複雑である。「コップを知覚する」というような単純かつ実験室的で抽象的なものではない。しかし、以上の規定はどんな場合にも共通する点である。例えば患者が発する微細なシグナルに看護師が気づくとき、このシグナルそのものは客体として現れていてもそこに物体以上のものを感じ取るからこそシグナルになっている。第七章の三木さんを再び引用してみたい。

三木さん　全身疼痛管理とかしてても。あのこうお話とかこうチューブを触りながらお話をちょっとこう流れでしていくと。「実は夜中に目が覚めるんだ」とか言ったら。あ、「夜中ほんなら何で目が覚める？」とかしたら、「ちょっと夢んなかで痛いって言って目が覚めるんだ」って言うから、あ、多分麻薬では夢のなかだと思ってるんだけど、「これ効いてない！」とか、自分のその感覚。「あ、薬の調整が必要だ」って、ピンって入ってくるんです。（本書一六九頁）

痛みがあること、痛みによって目が醒めることは物体としての身体の水準であるし、麻薬の調整も物体の次元である。しかし患者が「夢んなかで痛いって言って目が醒める」と語り（患者は自分が痛みに苦しんでることには気づいていない）、三木さんが夢の語りを痛みのシグナルとして感じるということには、物体を越える何かがある。この夢の意味の感じ取りにおいて二人のあいだで動いているもの、これが現象の一例となる。参与観察やインタビューは、現象の痕跡を言葉の形ですくい取るのである。後ほど検討するが、言葉とは現象を護る容器であると言える。

2　現象とはリアリティのことである

こうして状況のリアリティを構成するのがまさに「現象」であるということがわかってくる。[2] 先の引用で、まさに痛みを看護師が感じ取ってしまうところに現象が動いている。経験のなかで生き生きと動

（1）自然科学の基礎づけ、というアイディアに固執したフッサールは現象の明証性をなんとしても確保しようとしたが、その結果、むしろ現象の本源的なあいまいさを明らかにしたように思える（田口 2010）。

くことつまり「活気・生動性 Lebendigkeit」に当たる部分が「現象」であり、状況のリアリティをなしている。(3)現象こそが状況のリアリティである。(4)現象学的な研究は、さまざまな事象のなかでリアリティを生み出しているまさにその部分をあぶり出そうとするのである。

この現象の生動性は、さまざまな形をとる。たとえば擬態語で表現されることも多い。たとえば第八章の助産師の野崎さんは、ある死産した子供のケアについて次にように語る。

野崎さん 表情はあの、本当にお地蔵さんみたいな、表情、あの、生まれてくるときはやっぱりすごく、亡くなってくるときってしんどいから、どんな子でもちょっとあのちょっと苦しそうな感じで生まれてくるんです。で、あ、しんどかったんやな、表情見たら、しんどかったんやなごめんねみたいな気分なんですね、生まれたときに。で、きれいにして、お風呂はいろうねってお風呂はいってて。〔…〕で、あの、産湯に浸って、ふわーって浮かんで、「ちょっと泳いでみようか」ってぴゅーってしてると、ほんとに赤ちゃんが穏やかな表情で、あのお地蔵さんみたいなかわいい表情になって、そういう表情を見てると私たちが、すごくなんか「うー」ってなってる気分が少し、気持ちが楽になるんですよね。(本書二一四―二一五頁)

この場合、死んだ子どもにおいてしかし「生」を感じ取るところに現象=リアリティが生じ、このとき野崎さんが使う「ぴゅーっ」「ふわっ」といった擬態語がそのシグナルとなっている。死者における生という逆接からも、現象というリアリティが客観性とは異なる水準にあることがわかる。

このリアリティとしての現象は個人の意識に閉じたものではない。三木さんの例の場合、現象は二人のあいだで意図せざるコミュニケーションが生じたということであり、つまり現象は患者にも三木さんにも閉じたものではなく、二人のあいだで状況において生じている。野崎さんの場合も、野崎さんと亡くなった赤ちゃんのあいだで現象は生じている。

しかし私たちはまだ問いのとば口に居る。現象はさまざまに異質な姿を取る。少なくともそれぞれの医療現場において異なる姿をとる。卓越した実践者には感じ取れるが素人には目に見えないかもしれないし、逆に初学者であるからこそ実習で出会った状況が意味を持つこともあろう（西村 2008）。語りのなかでの表現のされ方も多様である。リアリティとしての現象という表現では、それぞれの現場で何かが動いているという形式的な特徴を指し示しただけなのだ。

（2） ここではフッサールが語ったリアリティ（Realität 実在性）とは異なる意味でリアリティという言葉を使っている。フッサールの場合には自然的態度において客観的な実在とみなされている事象について使われるので、今の私たちの使い方とは逆である。フッサールの場合、実在性 Realität から現象の現実性 Wirklichkeit（＝リアリティ）へと還元を行うのである。つまり私たちは実在としてのリアリティから、現象としてのリアリティへと遡行するのである。

（3）「活気・生動性（Lebendigkeit）」はフッサールの言葉である。フッサールは経験のリアリティをこの言葉に託したように思えるが、あまりに認識に偏った視野を持っていたために五感の感覚に限定されている。「まず触発という標題のもとに二つのことを区別する。まず、ある体験、ある意識素材がもつ、変化する生動性としての触発であり、その素材が特有な意味で気にとめられ、場合によっては、現に注目され把握されるが、そうなるかどうかは、その生動性の相対的な高さに依存している。」（Husserl, Hua XI 邦訳二三七頁）

（4） 私たちのリアリティは、木村敏がリアリティに対してアクチュアリティと呼んだものにむしろ近い（木村 2001）。呼び名の違いはともかく、木村の議論では非常に単純化された図式におさめられているが、このリアリティ（木村にとってのアクチュアリティ）は実際には極めて複雑かつ多様な現れ方をする。

3　現象は事象の布置から浮かび上がる

ここで登場する難問は、この現象そのものははかないものであり、しかも実体的なものからずれてゆく運動として現象するがゆえに捕まえるのが非常に難しいということだ。そもそも現象そのものは眼に見えないものであり、たとえば状況について語られた言葉の行間に浮かび上がる。そのために、現象を支える周囲の（客体的）事象を含めてその絡み合いを地図のように描き出す必要がでてくる（「事象」ということで、客体の絡み合いとして与えられるさまざまな要素を念頭に置いている）。現象は単独で捕まえることが難しい。（言葉で表現された）複数の事象のあいだの布置を通してしか捕まえようがないのである。この事象の布置と現象の運動を可視化する技術が現象学的還元である[5]。

そしてこのことと関連するもう一つの難問は、現象そのものは（おそらくフッサールが考えたのとは異なって）常に特異で一回的な事象であるということだ。というのは現象とは、出来事、経験、行為がまさに客体には還元できない固有の位相で生じるということであり、この物体や数値には還元できないものとはそのつど特異なものだからである[6]。この唯一性や特異性を学問のなかに取り押さえようとするときに厄介な問題が生じる。

4　個別性と真理——現象学的な質的研究は普遍ではなく真理を語る

現象学的な質的研究においては「個別事例の分析がいかにして普遍的な妥当性を持つのか」という疑

問がつねに突きつけられる。たしかに自然科学も社会科学も多くの場合多数のサンプルから共通項や平均値を取り出すことで妥当性を手にするからである。ところが現象学的な質的研究は発想を全く転換する。一例のみの分析を通して、普遍性とは異なるタイプの学問的な価値を手に入れるからだ。質的研究としての現象学は、経験論でありかつ多元主義をとるため、ウィリアム・ジェイムズの立場に則ることになる（James 1976）。

この問いは歴史的な経緯を踏まえると二重にねじれているがゆえに回答が難しい。

まず、現象学の創設者であるフッサール自身は、事象の実在性をかっこ入れし、共通概念へともたらすことを「形相的還元」と呼び、「普遍学」である現象学にとって重要なステップであると考えていた。[7]このときフッサールは現象の個別性を消し去る。フッサールは個別性が事物の実在に付属すると考えていたからだ。しかし私たちの考えでは（フッサールの意味での）実在性をかっこに入れた現象の水準に

（5）逐語録分析の方法に関しては、拙著『摘便とお花見』付章「ノイズを読む、見えない流れに乗る――インタビューを使った現象学の方法」を参照。

（6）カントとの関係を考えると、私たちが客体や事象と呼んでいるものと現象と呼んでいるものはどちらもカントにおいては「現象」の範囲のなかに収まる（つまり物自体ではない）。現象というリアリティは、図式論や反省的判断力といった議論のなかで接近されているように思われる（Richir 2015, 80-82）。

（7）「それゆえ、現象学を直観的でアプリオリな学として、純粋に形相的な方法にしたがって形成されるものと考えるなら、そのあらゆる本質研究は一般に超越論的な我（エゴ）なるものの普遍的な形相（エイドス）を露呈させることにほかならず、この形相は私の事実的な我のあらゆる純粋な可能性の変様とともに、この事実的な我自身をも、可能性としてうちに含んでいる。〔…〕デカルト的に省察する我として、私は、絶対に基礎づけられた普遍学としての哲学の可能性を試しに根底に置〔く〕。」（Husserl, Hua I 邦訳一三一―一三二頁）

こそ個別性は宿る。

事象の特異な個別性に立ち返ろうとしたのは初期のハイデガーであり、これを彼は「事実性」と呼んだがこれは解釈学の伝統に由来するものであった[8]。テキスト解釈にはらむ先入見への巻き込みを、ハイデガーは人間が状況へと巻き込まれている事態へと拡大した。その延長線上に本書の方法も位置している。とはいえハイデガー自身も個別の事象を分析したわけではない。個々の現存在が世界のなかで個別性を獲得するための普遍的な仕組みを考えたのである。

実際に一回限りの個別の事象を現象学のなかにとりこんだのはメルロ＝ポンティではないかと思われる。彼は精神病の症例や人類学の知見をもとに理論的な考察を始める。しかしおそらく彼もまた、個別の事象を普遍的構造の範例として用いているために、個別事例の分析にとどまる現象学的質的研究に伏在する難問には取り組んでいない。

おそらく真に個別事象を個別事象のままに向き合うということが問われるようになったのは、現象学的な精神病理学が登場し、症例の検討をすることになったからである。とりわけ（時期的にはメルロ＝ポンティに先立つが）ビンスワンガーの『精神分裂病』に収められた五つの症例が例になるであろう。この症例研究という形式自体はフロイトとブロイアーによる『ヒステリー研究』などに由来する。つまり精神分析学と心理療法の文脈のなかで育った人間学であり、本来は現象学とは異質のところに由来する。とはいえ精神療法においては人間と状況の個別性と向き合わざるを得ないのであり、精神病理学が目的とした診断学がもつ一般化への傾向とのあいだでつねに緊張がある。この点は質的研究でも同様である。

この主題を逆向きに個別事例の方から考えることもできる。私たちはフィールドワークを行い、そのデータをすでに一つ一つ「現象学的に」分析している。一例だけの分析が意味を持つと信じている。それならば個別事例の分析は、他のさまざまな事象に対して、どのような意味をもっているのであろうか。もちろん個別事例を分析したときにはかなりの部分、他の事例と共有する契機や構造が取り出せる。たとえば終末期の場面についての語りではしばしば「楽しさ」が語られる。ある訪問看護師ははっきりと「看取りは楽しい」「死ぬのに楽しい」と語ったが、いくつかを自分のデータから引用する。

C 〔死について語りたいというシグナルを〕絶対逃してはいけないと思ってるんです、私自身が、私自身ならば絶対に逃してはいけないと思ってて、たぶん患者さん誰とも話ができないので、そういうお話を。でも、話していくうちに絶対に笑いになっていくんです（笑）、なぜだか、わかんないんですけど。（『摘便とお花見』二三一頁）

G もう、めちゃくちゃ普通に遊びました。なんか、仮面ライダーのお面みたいの、かぶらされて、逃げさせられたりとか。あと、お母さんとおばあちゃんのお料理が、めちゃくちゃおいしいんですけど、その料理を、「ねえ、これもおいしいでしょ。これもおいしいでしょ」って言って取ってくれて、食べるみたいなこととか。（『摘便とお花見』三〇四頁）

（8）「事実性の概念、つまりわれわれ各自の現有〔現存在〕は、〔…〕さしあたりは「自我」、人格、自我極、作用中心と言った理念をなんら含んではいない。」（Heidegger 1988 邦訳三五頁）

三木さん　もう歩ける状態じゃなかったんですけど。あの腹水もたまって、体も黄色くなってるのに、亡くなる三日前ぐらいに、大学生の孫が来て、「おじいちゃん散歩しようか」って言って。「本当に嬉しくって、歩けなかったのに歩いて、家の周り散歩したんです」って奥さんが言ったときには、本当びっくりしたんですけど。（本書一八八頁）

しかしたとえ複数事例から共通項として「楽しさ」という典型（Typus）が取り出されるとしても、それぞれの場合でそのつど異なる意味があるように思える。理由の一つは、その典型が生起することを可能にした文脈がそのつど異なることだ。楽しさの実現の仕方はそのつど異なる。そのためこの典型の発生構造を明らかにすることになる。この発生構造は個別の文脈の布置によるものであり、そのつど異なる。楽しさの実現の仕方は、病院か在宅か、家族ごとあるいは看護師ごとに、異なる。もう一つの理由は、個別の事例のなかでこそ、典型も意味を持ち、読者を触発することだ。典型が意味を持つのは、それが生起した取替えの効かない文脈のなかにおいてである。「看取りは楽しい」と書いただけでは心を打つことはない。それぞれの語り固有の文脈に裏打ちされたときに状況の運動が生まれ「現象」としての触発が生じる。個別事象のディテールにこだわることは、典型から現象の運動性を救い出し伝達することと連動している。

それゆえ逆に例外的で一回しかない契機や構造が、ある事例のなかで際立ったとしても、同じことである。つまりその項目は再現性がないかもしれないが、リアルな現象であることには変わりがなく、布置のなかで位置づけられるがゆえに意味を持ち、読者を触発するのである。現象＝リアリティは触発する。そしてそのときその生起の布置を探しだすことができる。

つまり〈触発力としての意味〉ということが問題になり、この触発力が事象の配置と連関するために、一例分析では構造のあぶり出しが重要性を持ってくる。

最近私の研究室を訪れたある看護師さんは、『摘便とお花見』の第一章をお読みいただいたことがきっかけで、ご自身の幼少期の体験と現在の実践とがリンクしていることに気がついたという話をしてくださった。それは看護師Fさんの語りそのものではなく、次に引用する私の分析だった。

とはいえ「看護師だけにはなりたくない」と強く思い続ける状況は、看護師に触れる機会のない多くの子どもに比べると、比較にならないほど極めて強く看護師という存在と関わっている。〔…〕その意味で〔…〕看護師になることを準備している。(『摘便とお花見』三一頁)

この部分が、その方が幼少期に病院で出会った冷たい看護師と、現在のご自身の看護倫理への関心の高さとのあいだの関連に気づかせてくれたというのである。Fさんとその方の経験は大きく違う。しかしFさんの経験の布置を描き出すことによって、それはその方の経験の布置を触発し、そしてその方の経験の組み立てと響きあったのであろう。現象学的な研究は、このように個別と個別が、事象の布置を媒介として響きあうというような、触発の仕組みを持つ。誰かの経験の布置は他の誰かの布置と響き合う[9]。この響きあいの星座は現象学的な質的研究の学問的な妥当性を支えるであろう。

---

(9) 個別と個別が響きあうことは、ベンヤミンが星座と呼んだものではないであろうか。時を隔てた個別のマイナーな事象同士が響き合い照応関係を持つことをベンヤミンは星座と呼んでいたのだった。

結局のところ、ここで問われているのは（共通項や、典型的な事象という意味での）普遍性ではない。そうではなく、触発するかどうか、意味を持つかどうかということであり、そこにおいては特異な一例なのか典型的な事例なのかという区別は重要性をもたない。この〈触発する構造〉のことを、私は「真理」と呼ぶことを提案したい。特異性と典型性の差異を包括したところで、真理性が問われることになる。私たちにとって真理とは触発力を持つ現象＝リアリティが生起する構造のことである。もちろん触発しうるという点において、ある特異的な事例も潜在的な人間の可能性の地平に収まるのであろう。しかしこれはあらゆる看護の場面に共通するような普遍ではない。もう二度と起きることはないかもしれないがそういうこともありうる、という範囲での可能性である。むしろそれぞれの経験はその特異性ゆえに触発力を持ち得るのだから、真理は普遍と対立するとさえ言える。

もちろんこの「真理」という言葉遣いは、現象学の伝統にはあてはまらないものであり、哲学のなかでさまざまに議論されてきた真理概念とも異なる。ましてや自然科学に通用するものではない（自然科学で掬えないものを求めているので当然であるが）。中世以来西欧の学問は、真理概念を概念と対象の一対一対応に求めてきたために私たちの定義からは遠ざかる。

5　なぜ現象学者がフィールドワークするのか

フッサールを意識するならば「現象とは、そのつど出現する経験的で特異な事象（出来事、経験、行為）の動きである」と定義できる。しかし日常生活における私たちの視線は計測可能な客体に注がれる。そしてまさに日常生活において注目される客体とはずれたところに現象は出現する。このとき目につき

やすい客体から、現象へと視線を向け直す作用のことをフッサールは「現象学的還元」と呼んだのである。(10)

ただし、「純粋な現象そのもの」を取り出して議論することは思弁だ。現象は、あくまで具体的な事象の支えのもとで生起する。つまり現象学的還元はつねに、具体的で経験的な事象（インタビューや参与観察のデータで記述されている）を踏まえつつその行間で可能になる。ジグザグに分析を進める形でのみ垣間見ることができる。現象＝リアリティに実際に触れない限り、そもそも現象は開始しない。つまり書物の文献学的読解は現象とは関係がない。現象というリアリティに触れつつ、それを分析する視点を獲得するときにのみ現象学は可能になる。

フッサール自身も絶えず自分が日々経験している事象に立ち返っていた。彼が速記を用いて遺した膨大な草稿群は事象と現象とのあいだのジグザグの往復の軌跡である。彼は自分自身の経験をフィールド・ワークすることができるという特殊な能力を持っていた。メルロ＝ポンティが絶えず経験科学へと立ち戻りながら議論を進めたことを思い出しても良い。経験科学の検討を通してのみ、身体・自然・制度をめぐる彼の議論は可能になっているのである。このことからも、フィールドワークをもとにして現

(10)「われわれは〔…〕「現象学的還元」を遂行する。別言すれば、われわれは、自然を構成する意識に属する諸作用〔…〕を、それの超越的定立もろとも、素朴な仕方で遂行するのをやめ、〔…〕その代わりに、われわれは、これらのすべての定立を、つまり顕在的な定立も、またあらかじめ潜在的な定立をも、「作用の外に」置くのである。われわれはそれらの定立に参加しないのである。われわれがわれわれの把握する目差し、理論的に探求する目差しを向けるゆえんのものは、その絶対的な固有存在における純粋意識にほかならない。」(Husserl, Hua III　邦訳二一五頁)

象学を行うということの有効性は明らかであろう。

6　一人称の現象学と質的研究としての現象学

しかし現象によって触発されるだけでは現象学にはならない。リアリティを浮かび上がらせることができるような事象の布置を明らかにすることが必要になる。そのために現象を分析する視点、つまり現象からのある種の距離が必要となる。[11] もともとフッサールは科学の真理が妥当するための条件を探るために、科学が作動する実在の手前にある意識の作動に目を向けた。そのために一人称的な意識の構造分析として現象学は発展したのだった。

私自身は一人称性は現象学の必要条件には組み込まれていないと考えている。実在の水準の現象をかっこに入れて、現象のリアリティへと遡行するとき、むしろ一人称で実在を客観として経験する素朴な自然的態度を改める必要がある。フッサールが自らの意識の流れを記述したとき、現象はある種の「他者性」を帯びて登場するのである（フッサール自身、自然的態度における「私」はかっこに入れられると考えている[12]）。つまり自分自身の経験を分析しているときですら「他者の」経験として分析しているのである。自分自身の経験として生きていたらそれはまだ素朴な実在の経験であり、背後で作動している現象の運動は主題化できない。

ただし、くりかえしになるが実在する事象から現象のリアリティへと遡行するためには、この経験への生き生きとした関わりが必要である。リアリティへとアクセスする回路が確保されている必要がある。それゆえ基本的には自ら参与観察をしインタビューを行ったデータにおいてのみ、生き生きとした分析が可能なのである。なぜなら語り手がその身振り、表情、抑揚、沈黙とともに、経験をどのように生きたのかを伝えるからであり、場の雰囲気を聞き手に伝えるからだ。他者の経験を分析するとしても、一人称の私がその人と関わっていないとリアリティを受け取れないのである。この意味ではたしかに私が事象を経験している必要がある。つまりかつて現象学の一人称性と呼ばれていたのは、現象＝リアリティによる触発へと開かれているという回路のことである。現象学の一人称性は、私たちにとっては触発性のことである（ただし事態は複雑であり、前述の通りリアリティに触れないといけないが、同時にそこから距離を取る必要がある。これが「還元」ということになる。距離を取りつつ内部観察する技法はビデオカメラに例えられる（『摘便とお花見』三六二頁））。

ここから逆に何が現象というリアリティを伝達するのかが見えてくる。つまり研究者の身体において受け取った、語り手の言葉、身振り、雰囲気といったものがリアリティを伝える。あるいは研究協力者が感じ取った現場のリアリティを引き受ける。分析しようとしている状況がもつリアリティにアクセスする手段を確保する必要があり、参与観察やインタビューはそのような手段である[13]。

つまり現象学者は、事象から触発されつつ距離をとって分析するという二重の運動を重ねる。これは

（11）ポール・リクールがガダマーを参照しつつ、距離化の概念を解釈の可能性の出発点に置いたことを思い出すこともできる（Ricoeur 1998, 114）。

（12）Husserl, Hua III（邦訳一四六頁）

（13）マルディネが超受容性と呼んだものが身体において生じるがゆえに、身体は現象学者が用いる装置である。そして現象がまさに研究者に向けられるという宛先が必要になる。この語りかけや視線への受容性を、かつて「視線触発」と呼んだ（拙著『自閉症の現象学』、第一章）。

いわば第二のジグザグである。おおざっぱにはフィールドワークにおいては現象から触発され、データ分析においてはある種の距離を現象から取るという役割分担があるが、もちろんフィールドの最中でも冷めた目で眺める視線もあり、データ分析の際にも感情が動くこともあるので実際には複雑なジグザグである（『摘便とお花見』三四六－三五〇頁）。

7　なぜインタビューの言葉をそのまま使うのか

インタビューのなかの自然なあるいは思案の末に絞り出された表現は、もちろん語り手の経験を言葉にしたものである。その意味では捕まえることが難しい経験のリアリティがなにがしかの仕方で結晶化したものである。[14]インタビューの語りは（日常の語りに根ざしつつも）日常会話とは大きく異なる。（日常の言葉遣いに沈殿した自らの歴史を踏まえつつ）自分の実践・経験と今はじめて向き合いつつ言葉になりにくい部分に言葉を見つけてゆくプロセスである。[15]

と同時に、このような言葉遣いは、それを使うことよって語り手自身の経験に対して効果をもたらすような、あるいは聞き手に対して効果をもたらすような言葉である。言葉にすることで初めて経験に意味が与えられ、今まで顧みられなかったディテールが発見される瞬間がある。[16]言葉遣いと経験とのあいだには相互の影響関係があり、響きあうなかで双方が分節されてゆく（現象の運動性は、ここでは状況と言葉のあいだで生じている。さきほどは状況を構成する当事者たちのあいだで、あるいは当事者と読者のあいだで現象がつかみ取られた。つまりさまざまな「あいだ」において〈いきいきと動くもの〉は生じるのである）。

とするならば、現場で発せられた言葉は状況そのものを構成する要素であり、置き換えの効かないものであることになる。私たちになじみのある例では、西村ユミが『語りかける身体』でとりあげた看護師と植物状態の患者とのあいだでの「視線が絡む」があるであろう[17]。この表現を何か哲学的な概念に置き換えてしまうと多くのものが失われてしまう。看護師が意識せずにその言葉を選んだときには、その言葉によって表現されるような仕方で何かが現象したのであり、それゆえこの言葉のなかに現象というリアリティが痕跡を残し、この言葉は触発するのである。

私たちはフィールドワークのなかで登場した表現をそのまま概念として使用する。現象の触発性は(他の方法で行われるように)一般的な言葉に言い換えると失われてしまう。語り手固有の表現であることには大きな意味がある。というのはそれぞれの実践者(あるいは患者)の言葉遣いには、その人の経

(14) ただし、この結晶化はフッサールが理念化と呼んだ概念生成の仕組みとは大きく異なるように思われる。可能な例を列挙して共通項を取り出すことで理念が生まれると考えたフッサールの議論は、数学というモデルにとらわれすぎている。

(15) この点については、ジェンドリンのフォーカシングという心理療法のなかのフェルトセンスからハンドリングにいたるプロセスが近いように思われる。状況について身体で感じるフェルトセンスに対して、しっくりくる言葉を探してゆくことがハンドリングである(Gendlin 1996)。

(16) たとえばCさんは、がん患者が死について語りたいという気持ちを持っているということにインタビューのなかで気づく。「あの。でも患者さん、必ずシグナルを出すんです、お話ししたい人って。…うぅんと、うぅん、うぅん。なんでそれに気づくんだろう…でも。」(『摘便とお花見』一二一頁)、と自問自答するのである。

(17) 「[看護師Aさんの語り] こうある瞬時で、なんかこうやっぱり〈視線がピッと絡む〉みたいなところはあるような気がする。」(西村 2001, 81)

験の歴史と個別性が賭けられているからであり、さきほどから話題になっている、現象のリアリティを支える支点となるのがこのような個別の表現だからである。

インタビューのなかの言葉は、しばしば「プラグマティックな」機能を持つ。プラグマティズムはパース、ウィリアム・ジェイムズ、デューイといったアメリカの哲学者たちが主張した考え方だが、ここではとりわけジェイムズが『プラグマティズム』のなかで定義した議論を念頭に置いている[18]。つまりある概念は、その意味内容がいかに厳密に一義的に決定されるか、つまりその概念のもとにどのような事象が包摂されるのかといったことが意味を持つのではなく、その概念を使用することでどのような帰結を生みだすのかということがその概念の意味を生みだすのだというのである。そもそもインタビューや現場で話される言葉が、医療者や患者や研究者にとって効果を持ち、さらにそれを概念として用いるときには読者に対して効果を持つような、そういう言葉である[19]。哲学史のなかの概念も、それを用いたときに看護実践を照らしだす効果に期待して用いている。

8　看護師による看護研究と哲学研究としての看護研究

哲学研究として看護実践を研究する場合と、看護師が研究する場合ではとりわけ研究目的と使用する概念の位置付けが異なる。まずリサーチ・クエスチョンの立て方が大きく異なってくる。看護師は通常極めて明確な問題意識をもって研究を始める。哲学研究者の場合、医療実践の詳細を知らない上にそもそも未知の事象や問題の発見を求めて看護現場に入るので、細かくリサーチ・クエスチョンを立てることができない。リサーチ・クエスチョンは私の場合、行為・共同性・死といった哲学の伝統に則ったものである。

看護研究の場合は、看護実践に資するという目的があるために、看護領域での先行研究の踏査が重要になり、看護学における理解の枠組みが踏まえられることになるであろう。その場合、現象学的な看護研究では、既存のマニュアルで語られていないものを描き出すことも成果の一部となるのかもしれない。

それに対して哲学研究の一環として看護実践を観察する場合には、哲学史のなかで臨床で呼応する概念を探すことになる。目的は事象の分析であり、かつ哲学の更新である。その場合、伝統的な概念を直接使用しながら看護実践を分析することもあるし、既存の概念連関を組みかえて新たな布置を生みだすことで哲学史に対して新しい議論をもたらすこともあろう。あるいは現場で見出された事象と、哲学史の概念とのあいだにずれが見出されることも多い。その場合、ずれの把握がそのまま哲学的な概念産出につながることもある。いずれにしても概念の布置を再生産しながら、リアリティの場所を探求すること

(18)「プラグマティズムは、この疑問を発するや否や、こう応える。真の観念とはわれわれが同化し、効力あらしめ、確認しそして験証することのできる観念である。〔…〕一つの観念の真理とはその観念に内属する動かぬ性質などではない。真理は観念に起こってくるのである。それは真となるのである。出来事によって真となされるのである。」(ジェイムズ 1957 (2010), 200)
(19) おそらくこのような発想はグレゴリー・ベイトソンが大事にしていたものである。彼はイアトルム族の分析に役立った「エートス」という概念がバリ島でのフィールドワークで役立たなかったことについて、「もちろん、エートスという概念が誤りだったということではない。研究の道具や方法が「誤っている」と判明することは、実際問題としてまずありえない。判明するのは、役立つか役立たないかということだ。〔…〕まずデータと誠実に向かい合うという、すべての人類学研究に共通の第一ステップの次に来るべきものがエートスの分析だとは、あの場合思えなかった」(ベイトソン 2000, 174)。

とが私にとって看護実践の研究であり哲学である。

9　現象学のなかでの方法の多様性

大雑把にはインタビュー研究を行うのか、参与観察を行うのかの違いである。二つをどのように組み合わせるのか、どのくらいの量のデータを取るのか、といったこともそれぞれの研究ごとに異なる。研究テーマによっても変わってくるであろう。現場による制約や期間の制約が大きい場合もあるであろう。あるいは私のように哲学研究者が現場に入る場合は、そもそも医療現場そのものを観察して記述することに能力上の限界があるためインタビューの方が深いデータが得られると思われる場面もある。

これらの偶然に左右される状況の制約は、研究にそもそも含まれるものであり、消し去ることは不可能である。フッサールにおいて現象学的還元は経験の偶然性を排除するものであったが、質的研究に導入した場合にはいくつかの場面でそのことは不可能になる。そしてまさに偶然に左右されるということが、積極的な意味も持っているように思える。研究者は状況に巻き込まれるがゆえにリアリティをつかみとることができるのであり、すでに述べたとおり探求すべき状況によって巻き込まれ触発されているという解釈的な循環を生きているのである。

事象そのものの特異性偶然性が現象というリアリティを作ると同時に、研究の事実的な制約自体もまた取り出される事象のリアリティに寄与している。そもそも人間の経験が特定のパースペクティブからのものであり全知全能の視点で俯瞰したものではないということは、研究者の側にも当てはまる。

このことは同時に、現象学的な質的研究においては、そのつど研究方法が変化せざるを得ないということも意味している。研究対象が変われば、それに適した新たな方法を探し出さないといけない。しかもそれはあらかじめはわからない。実際に研究を初めて試行錯誤しながら見えてくるものでもある。つまり研究方法は、研究を終了したあとにしか明らかにはならないし、誰か他の人の研究方法をそのまま「〇〇の方法による」というように用いることも錯誤している。

本書について言えば、精神科の病棟・訪問看護・デイケアでの参与観察および一般病院の訪問看護ステーションでの参与観察の経験が分析の背景となっている。フィールドノートはほとんど登場しないが、インタビュー分析に方向性を与え全体的な状況把握を可能にしたのは現場での印象であり、それをどのように言語化したら良いのかという試行錯誤の痕跡が残っている。その上で、本書以外にも今まで多くのインタビュー分析を試みてきたなかで浮かび上がってきた〈実践のプラットフォーム〉という現象をもとに一つの方向性を与えようとしたのが本書の試みである。ある意味では本書の企図は二つの方向に引き裂かれている。本書は一方では個別の現場の個別の地図を描き出そうとするものであり、かつ自由の可能性を論じた行為・共同体・生の哲学であろうともするのだ。

久米博訳、白水社、1978）
斎藤環（2015）、『オープンダイアローグとはなにか』、医学書院
Sartre, J., (1943), *L'être et le néant*, Paris, Gallimard, collection Tel.（サルトル、『存在と無１～３』、松波信三郎訳、ちくま学芸文庫、2007）
Seikkula, J. & Arnkil, T. (2014). *Open Dialogues and Anticipations: Respecting Otherness in the Present Moment*. Helsinki, THL.
管生聖子（2013）、『人工妊娠中絶という周産期喪失の心理臨床学的研究』、大阪大学大学院人間科学研究科課程博士論文
田口茂（2010）、『フッサールにおける〈原自我〉の問題』、法政大学出版局
高木俊介（2008）、『ACT-K の挑戦　ACT がひらく精神医療・福祉の未来』、批評社
高木俊介、福山敦子、岡田愛、他（2013）、『精神障がい者の地域包括ケアのすすめ　ACT-K の挑戦〈実践編〉』、批評社
立岩真也（2013）、『造反有理　精神医療現代史へ』、青土社
Winnicott, D. W., (1965), *Maturational Processes and the Facilitating Environment: Studies in the Theory of Emotional Development*, London, Hogarth Press.（ウィニコット、『情緒発達の精神分析理論 自我の芽ばえと母なるもの』、牛島定信訳、岩崎学術出版社、1977）
Winnicott, D. W. (1978), *Through Paediatrics to Psycho-Analysis*. London, The Hogarth Press and The Institute of Psycho-analysis.（ウィニコット、『小児医学から精神分析へ ウィニコット臨床論文集』、北山修訳、岩崎学術出版社、2005）
Winnicott, D.W. (1989), *Psycho-Analytic Explorations*. London; Karnac Books, Cambridge; Harvard University Press.（ウィニコット、『精神分析的探求１～３』、北山修他訳、岩崎学術出版社、1998-2001）
山森裕毅（2015）、「制度分析のプロトコル　幻想・集団・横断性」、『流砂』８号

Maldiney, H. (1991), *Penser l'homme et la folie*, Grenoble, J. Millon.
松本雅彦（2015)、『日本の精神医学この五〇年』、みすず書房
松嶋健（2015)、『プシコナウティカ　イタリア精神医療の人類学』、世界思想社
Merleau-Ponty, M. (1945), *Phénoménologie de la perception*, Paris, Gallimard.（メルロ＝ポンティ、『知覚の現象学１・２』、竹内芳郎、木田元、宮本忠雄訳、みすず書房、1974）
Merleau-Ponty. M., (1960), *Signes*, Paris, Gallimard.（メルロ＝ポンティ、『シーニュ』、竹内芳郎訳、みすず書房、1969）
Merleau-Ponty , M., (1996), *Notes de cours, 1959-1961*, Paris, Gallimard.
Merleau-Ponty, M., (1997), *Parcours 1935-1951*, Paris, Verdier.
Merleau-Ponty, M. (2003), *Institution Passivité — Note de cours an Collége de France*, Paris, Belin.
三品桂子（2013)、『重い精神障害のある人への包括型地域生活支援　アウトリーチ活動の理念とスキル』、学術出版会
三宅薫（2013)、『行って見て聞いた　精神科病院の保護室』、医学書院
村上靖彦（2008)『自閉症の現象学』、勁草書房
村上靖彦（2013)、『摘便とお花見　看護の語りの現象学』、医学書院
中井久夫（2011a)、『世に棲む患者　中井久夫コレクション３』、ちくま学芸文庫
中井久夫（2011b)、『「つながり」の精神病理　中井久夫コレクション４』、ちくま学芸文庫
Névot, A. (2011), « « Construire » un esprit qui prête l'oreille: le corps de l'ancêtre chez les Yi (Chine) », in *Réseau Asie. De mort à ancêtre: Statut et transformation du corps* (Chine, Indonésie, Japon, Mélanésie, Vietnam).
西村ユミ（2001)、『語りかける身体』、ゆみる出版
西村ユミ（2002)、「交流を形作るもの」、『講座生命６』、河合文化教育研究所
西村ユミ（2003)、「看護経験のアクチュアリティを探求する対話式インタビュー」、『看護研究』36(5)
西村ユミ（2008)、『交流する身体』、NHK 出版
西村ユミ（2014)、『看護師たちの現象学　協働実践の現場から』、青土社
Orem, D. (2003), *Self-care Theory in Nursing*, Berlin, Springer.
Oury. J. (1980), *Onze heures du soir à la Borde*, Paris, Galilée.
Richir M. (2015), *L'écart et le rien*, Grenoble, J. Millon.
Ricœur, P. (1998), *Du texte à l'action*, Paris, Seuil.（リクール、『解釈の革新』、

semester 1908, Husserliana Band XXVI, Dortlecht/Boston.Lancaster, Kluwer, 1987.
James, W. (1907[1995]), *Pragmatism,* Cambridge, Harvard University Press. (ジェイムズ、『プラグマティズム』、枡田啓三郎訳、岩波文庫、1957/2010)
James, W. (1976), *Essays in Radical Empirism.* The Works of William James. Cambridge, Harvard Univ. Press. (ジェイムズ、『純粋経験の哲学』、伊藤邦武訳、岩波文庫、2003)
Kant, I., (1948[1990]), *Kritik der Urteilskraft (1790)*, Hamburg, F. Meyer, « coll. » Philosophische Bibliothek. (カント、『判断力批判』、篠田英雄訳、岩波文庫、1964/1990)
川口有美子(2009)、『逝かない身体　ALS的日常を生きる』、医学書院
菊池麻由美(2011)、『筋ジストロフィー病棟看護師の臨床状況に対する構えの構造』、東京女子医科大学大学院博士後期課程学位論文
木村敏(2001)、『木村敏著作集7　臨床哲学論文集』、弘文堂
小村三千代(2007)、『筋ジストロフィー病棟における看護師と患者の相互作用』、日本赤十字看護大学大学院博士論文
近田真美子(2013)、「〈関係性〉をつくる」、『現代思想』41巻12号、青土社
近田真美子(2015)「あっと驚くACTです。「暮らしを支える」ってこういうことだったのね」、『精神看護』、1月号
Lacan, J., (1981), *Le séminaire III « Les psychoses » (1955-1956),* Paris, Seuil. (ラカン、『精神病　上下』、小出浩之他訳、岩波書店、1987)
Lacan, J. (1998), *Séminaire XX Encore,* Paris, Seuil.
Lacan, J., (2005), *Le séminaire XXIII, « Le sinthome » (1975-76)*, Paris, Seuil.
Lévinas (1961[1990]), E., *Totalité et Infini, Essai sur l'extériorité,* La Haye, M. Nijhoff, coll. « Livre de poche ». (レヴィナス、『全体性と無限』、合田正人訳、国文社、1989)
Lévinas, E. (1974), *Autrement qu'être ou au-delà de l'essence,* La Haye, M. Nijhoff, coll. « Livre de poche ». (レヴィナス、『存在の彼方へ』、合田正人訳、講談社学術文庫、1999)
Lévinas, E. (1988), *À l'heure des nations,* Paris, Minuit. (レヴィナス、『諸国民の時に』、合田正人訳、法政学術出版局、1993)
Lévinas, E., (1994), *L'intrigue de l'infini,* Paris, Flammarion, coll. Champs-L'essentiel. (レヴィナス、『レヴィナス・コレクション』、合田正人訳、ちくま文庫、1999)

参考文献

Bataille, G. (1973), *Théorie de la religion*, Paris, Gallimard.（バタイユ、『宗教の理論』、湯浅博雄訳、ちくま学芸文庫、2002）

Bateson, G. (1972), *Steps to an Ecology of Mind*, Chicago/London, University of Chicago Press.（ベイトソン、『精神の生態学』、改訂第２版、佐藤良明訳、新思索社、2000）

Gendlin. E. (1996), *Focusing-Oriented Psychotherapy — A Manual of the Experiential Method*, New York/London, Guilford Press

Guattari , F.(1972[2003]), *Psychanalyse et transversalité — Essais d'analyse institutionnelle*, Paris, La Découverte.（ガタリ、『精神分析と横断性』、杉村昌昭訳、法政大学出版局、1994.）

Heidegger, M. (1927), *Sein und Zeit*, Tübingen, Max Niemeyer.（ハイデッガー、『存在と時間』上下、細谷貞雄訳、ちくま学芸文庫、1994）

Heidegger, M. (1988), *Ontologie (Hermeneutik der Faktizität), Gesamtausgabe Band 63*, Frankfurt a.M., Klostermann.（ハイデッガー、『全集第63巻　オントロギー（事実性の解釈学）　1923年夏講義』、篠憲二、エルマー・ヴァインマイアー、エベリン・ラフナー訳、創文社、1992）

Husserl, E.(Hua I), *Cartesianische Meditationen, Husserliana Band I*, Den Haag, M. Nijhoff, 1950.（フッサール、『デカルト的省察』、浜渦辰二訳、岩波文庫、2001）

Husserl, E. (Hua III), *Ideen zu einer reinen Phänomenologie und phänomenologischen Philosophie I, Husserliana Band III*, Den Haag, M, Nijhoff, 1950.（フッサール、『イデーンⅠ』、渡辺二郎訳、みすず書房、1984）

Husserl, E. (Hua VI), *Die Krisis der europäischen Wissenschaften und die transzendentale Phänomenologie. Eine Einleitung in die phänomenologische Philosophie, Husserliana, Band VI*, Den Haag, Martinus Nijhoff, 1976.（フッサール『ヨーロッパ諸学の危機と超越論的現象学』木田元訳、中央公論新社、1995）

Husserl, E. (Hua XI), *Analysen zur passiven Synthesis, Husserliana Band XI*, Den Haag, M. Nijhoff.（フッサール、『受動的総合の分析』、山口一郎、田村京子訳、国文社、1997）

Husserl, E. (Hua XXVI), *Vorlesungen über Bedeutungslehre, Sommer-*

著者略歴

村上靖彦（むらかみ　やすひこ）

1970年東京都生。東京大学大学院総合文化研究科博士後期課程満期退学。基礎精神病理学・精神分析学博士（パリ第七大学）。現在、大阪大学大学院人間科学研究科教授。著書に、*Lévinas phénoménologue*（Jérôme millon）、*Hyperbole: pour une psychopathologie lévinassienne*（Association pour la promotion de la phénoménologie）、『レヴィナス』（河出ブックス）、『傷と再生の現象学』（青土社）、『治癒の現象学』（講談社メチエ）、『自閉症の現象学』（勁草書房）、『摘便とお花見　看護の語りの現象学』（医学書院）。訳書に、B・フィンク『後期ラカン入門』（監訳、人文書院）など。

仙人と妄想デートする
――看護の現象学と自由の哲学

二〇一六年　五月一〇日　初版第一刷印刷
二〇一六年　五月二〇日　初版第一刷発行

著　者　村上靖彦
発行者　渡辺博史
発行所　人文書院
〒六一二-八四四七
京都市伏見区竹田西内畑町九
電話　〇七五(六〇三)一三四四
振替　〇一〇〇〇-八-一一〇三

印刷　創栄図書印刷株式会社
製本　坂井製本所
装丁　上野かおる

ISBN978-4-409-94009-9　C1047

ブルース・フィンク著／村上靖彦監訳／
小倉拓也、塩飽耕規、渋谷亮訳

後期ラカン入門

ラカン的主体について

本体価格四五〇〇円

これでラカンが分かる！　英語圏における
ラカン派精神分析の第一人者による、解説書の決定版

〈他者〉、主体、対象a、性的関係、四つのディスクールなど、精神分析家ジャック・ラカンの後期思想における主要な概念を、一貫した展望のもとに明断に、そして臨床からの視点を手放さず解説。巻末には『盗まれた手紙』についてのセミネール」を詳細に読み解いた二つの補論を付す、充実の一書。「ついに、「ラカンへの回帰」を遂行する本がここに登場した」（スラヴォイ・ジジェク）